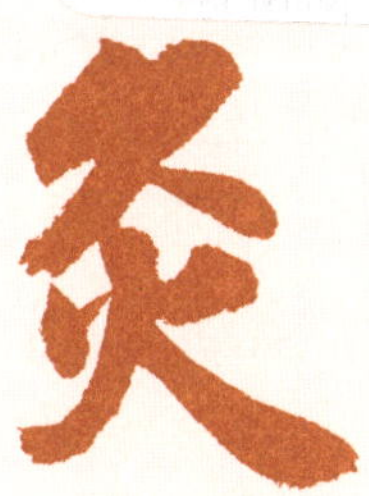
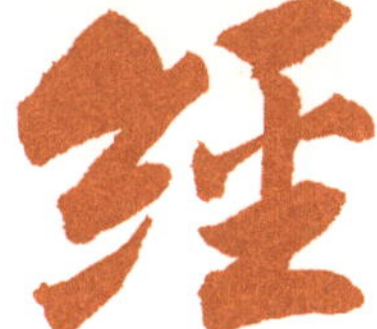
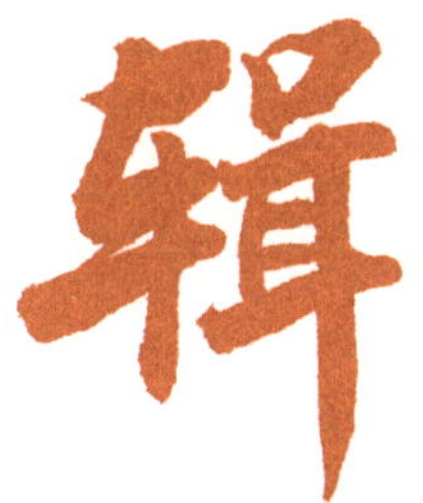
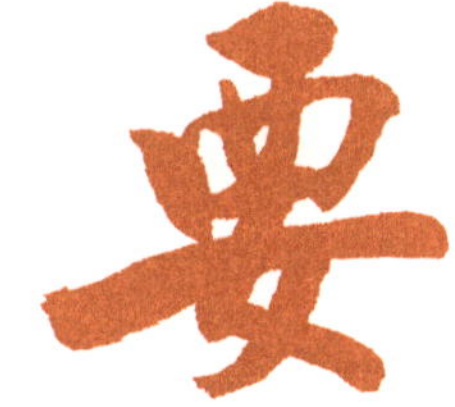

灸经辑要

严蔚冰　严石卿　编著

全国百佳图书出版单位
中国中医药出版社
·北　京·

图书在版编目（CIP）数据

灸经辑要 / 严蔚冰，严石卿编著 . —北京：中国中医药出版社，2021.12

ISBN 978 – 7 – 5132 – 7167 – 7

Ⅰ . ①灸…　Ⅱ . ①严… ②严…　Ⅲ . ①灸法　Ⅳ . ① R245.8

中国版本图书馆 CIP 数据核字（2021）第 180214 号

中国中医药出版社出版

北京经济技术开发区科创十三街 31 号院二区 8 号楼

邮政编码　100176

传真　010-64405721

山东临沂新华印刷物流集团有限责任公司印刷

各地新华书店经销

开本 710 × 1000　1/16　印张 11.5　字数 168 千字

2021 年 12 月第 1 版　2021 年 12 月第 1 次印刷

书号　ISBN 978 – 7 – 5132 – 7167 – 7

定价　60.00 元

网址　www.cptcm.com

服 务 热 线　010-64405510

购 书 热 线　010-89535836

维 权 打 假　010-64405753

微信服务号　zgzyycbs

微商城网址　https://kdt.im/LIdUGr

官 方 微 博　http://e.weibo.com/cptcm

天猫旗舰店网址　https://zgzyycbs.tmall.com

如有印装质量问题请与本社出版部联系（010-64405510）

作 者 简 介

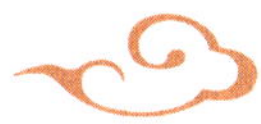

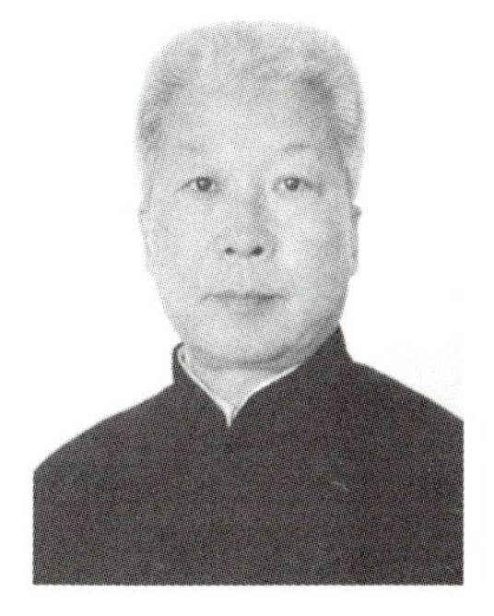

严蔚冰，现任上海传承导引医学研究所所长、上海中医药大学兼职教授、《中医导引学》教研负责人、上海市非物质文化遗产“中医导引法——坐姿八段锦导引法”代表性传承人、国家级非物质文化遗产“中医诊疗法——古本易筋经十二势导引法”代表性传承人。

【学术兼职】

1.《中医文献杂志》编委。

2.《中国民间疗法》杂志编委。

3. 福建中医药大学“修园班”导师。

4. 中华中医药学会科普分会常务理事。

5. 上海市非物质文化遗产保护工作专家委员会委员。

6. 中华中医药学会医养结合协同创新共同体专家。

7.“上海市级机关公务员健康促进行动”特聘专家。

8. 世界中医药学会联合会中国传统医药非物质文化遗产产业联盟常务理事。

9. 第四批全国中医（临床、基础）优秀人才研修项目导师。

【荣誉称号】

1. 全国中医药科学普及金话筒奖。

2. 第五届全国优秀科技工作者。

3. 2017“中国非遗年度人物”荣誉称号。

4. 2019 年中国产学研工匠精神奖。

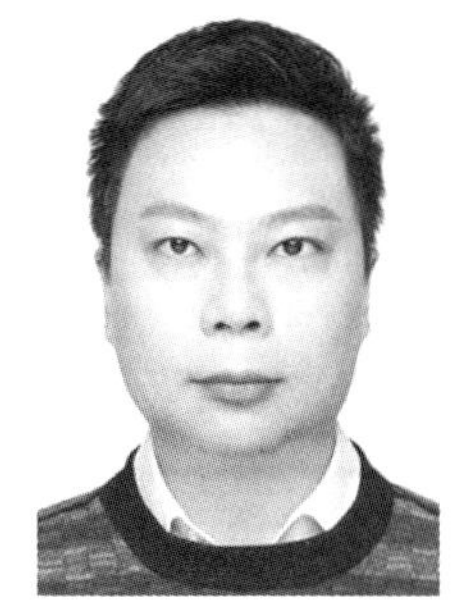

严石卿，现任上海陶唐导引文化发展基金会秘书长、上海市非物质文化遗产“坐姿八段锦导引法”代表性传承人、国家级非物质文化遗产“古本易筋经十二势导引法”（上海市）代表性传承人。

【学术兼职】

1. 中华中医药学会科普分会理事。

2. 中华中医药学会适宜技术国际推广合作共同体常务理事。

吴 序

《灵枢·官能》曰："针所不为，灸之所宜。"灸法是祖国传统医学的重要组成部分，为历代临床实践所验证，数千年来备受医家青睐。针、灸、砭、药、导引、按，中医六艺，灸法独占其一，足见灸法学在中医临床中的地位之重。

灸法应用历史源远流长，《素问·异法方宜论》曰："北方者，天地所闭藏之域也，其地高陵居，风寒冰冽，其民乐野处而乳食，脏寒生满病，其治宜灸焫。"灸者，灼也。焫者，烧也。以火之温热可祛体寒。可见，古人早已擅于以灸治疗寒凝之症。近年来，灸法治疗范围不断扩大，据统计，灸法有效疾病谱达 364 种，可见其临床应用范围之广。

艾灸所用原料为陈年艾绒，以火燃之，取其性味，温经逐寒，其效甚显。明代李言闻赞曰："产于山阳，采以端午。治病灸疾，功非小补。"一直以来，各地皆有食艾、熏艾、灸艾的习俗。疫情期间，艾灸防疫更是大热，如何做到灸而不乱？学习经典，正本清源，尤为关键。

灸法的文字记载，可追溯至春秋战国时期。长沙马王堆汉墓出土的帛书《足臂十一脉灸经》《阴阳十一脉灸经》是现存最早的记载灸法的书籍，其后灸法专著和针灸医籍不断涌现，反映了古代灸法发展的兴盛。

《黄帝明堂灸经》中分别载述成人及小儿常用要穴的灸治方法和经验，并附有 40 余幅标明穴位的成人及小儿正、背、侧人形图，即"三人图"，具有很高的文献价值和临床价值。

严蔚冰先生是国家级非物质文化遗产"中医诊疗法——古本易筋经十二

势导引法”代表性传承人，他在湖北工作的30年间对艾草和艾灸有着独到的认知和丰富的实践，其敏捷的思维和饱满的精气神亦得益于长期坚持导引与艾灸。严蔚冰先生所著《灸经辑要》在整理《黄帝明堂灸经》《灸膏肓腧穴法》的基础上，收录多部针灸典籍中关于灸法的论述，还将自身数十年对艾与灸的心得体会附录其后，源流并重，收罗宏富，对研究中医灸法的传承、应用具有重要的参考价值。欣闻《灸经辑要》一书即将付梓，在此谨表祝贺！本书的编撰秉持了“传承精华，守正创新”的精神，乃服务社会、利益大众之佳作。本书的出版，可带动灸法健康发展，对临床医师更全面地认识、应用灸法，以及对灸法的进一步普及推广都将大有裨益。

是以为序。

吴焕淦

辛丑金秋书于上海市针灸经络研究所

唐 序

“中医针灸”，是中医最具代表性的非药物疗法，于2010年入选联合国教科文组织《人类非物质文化遗产代表性名录》。灸之一法，为中医“六艺”（针、灸、砭、药、导引、按跷）之一，在中医学中有着重要的地位，《扁鹊心书》有言：“保命之法，灼艾第一，丹药第二，附子第三。”艾灸之法，温经散寒以祛外邪，活血除痹以畅气血，补虚助阳以护周身，故有“灸治百病”之说。其法集温热、温运、温补之效于一身，其功亦为他法所不及。

从轩岐仲景到明清医家，乃至今日，中医始终秉承着“传承精华，守正创新”之精神。“传承不泥古，创新不离宗”，虽承古之精华，切勿故步自封；虽崇中西结合，切勿以西律中。古之大医，必当博览古籍，勤求古训，而后志虑专一，推陈出新。创新是中医药活力之源，传承乃中医药命脉所系，若失传承，空谈创新，是为无根之木，无源之水。

然至现代，灸法一途，虽临床广为应用，却常失其脉根。未诊而先灸，已成潮流，崇洋而忘古，奉为正宗。国医大师孙光荣曾言：“正本清源，源清流自畅；求真务实，实录文必珍。”为使灸法溯源回宗，以施正途，上海传承导引医学研究所所长、上海中医药大学兼职教授、国家级非物质文化遗产“中医诊疗法——古本易筋经十二势导引法”代表性传承人严蔚冰先生，携其子严石卿先生，遍览古籍，采摭奇章，独摅心得，方成《灸经辑要》一书。此书整理《黄帝明堂灸经》《灸膏肓腧穴法》两篇，收录了历代针灸经典中的灸法摘要，包括艾绒的采收时节、储藏、炮制等，详述施灸手法、灸量、施灸部位及灸法禁忌等，并附录笔者数十年的临证心得。灸法一途，经笔者为之条分缕析，援古证今，则如冰斯开，如结斯解。

医道一途，医籍甚广，途径多歧，聚讼纷纭，各鸣一得，使后学惶惑，故笔者广搜百氏，兼综群言，吸摄精华，摒弃糟粕，勒成此书，以质好学深思之士。弟子不才，言未尽馨，愧勉为序。

唐巍

辛丑仲秋于庐州

前　言

灸法作为中医“六艺”（针、灸、砭、药、导引、按跷）之一，在我国传统医学中占据重要地位。宋代窦材《扁鹊心书》提出：“保命之法，灼艾第一。”“保命”是中医学中一个非常重要的理念，体现了中医治疗以人为本而非以病为本的基本原则。故中医有“扶正祛邪”之法，亦有“三分治七分养”之说。

金元四大家之首刘完素在《素问气机病宜保命集》中说，保命就是保元气。他注重天人相应、以人为本，强调“修短寿夭，皆自人为”，认为医者不仅要精通医术，治病救人，还要注重自身的修持，强其身而清其心，顺天应时，尽享天年。

《扁鹊心书》《素问气机病宜保命集》都注重保命、保元气。在窦材、刘完素的眼里，医书不仅记载着治病疗疾的方法，更是修身治人的经典。后人观其书，若只是一味寻觅良方，而忽视其“保命全形”的精髓，那就舍本逐末了。

明代大医药学家李时珍非常推崇艾灸之法，其父李言闻在《蕲艾传》中写道：“产于山阳，采以端午，治病灸疾，功非小补。”16 个字清晰阐明艾的产地、采摘时节、作用功效，可谓大家！

近年来，随着人们生活水平日益提高，人们越来越关心健康，健康产业也随之蓬勃发展。艾灸作为中医外治法的重要组成部分，因其无创、安全、易操作，在大大小小的养生馆、美容院都能看到艾灸服务，网络商务平台上的艾灸产品更是琳琅满目。与民间养生机构的大热之势不同，现代医疗机构和中医药高等院校却大多重针而轻灸，这一热一冷恰恰反映了艾灸之法在经典传承与日常应用上出现割裂。

本书秉承“传承精华，守正创新”指导思想，以《黄帝明堂灸经》（旧题《针灸四书》，人民卫生出版社 1983 年 6 月第 1 版）为底本，结合《太平圣惠方（校点本）》（人民卫生出版社 2016 年 5 月第 1 版）进行校对。本书对底本原有内容不删节、不改编，尽力保持原书面貌。若底本与校本文字有出入，底本有误，则加校注，否则概从底本，不改不注。底本中出现的异体字、古今字均改为规范用字。底本插图为影印图，原图文字亦欠清晰，请专人重绘插图、重书文字，以便阅读。同时参考黄龙祥先生著《针灸典籍考》（北京科学技术出版社 2017 年 6 月第 1 版），整理成《黄帝明堂灸经》《灸膏肓腧穴法》两篇。又将历代针灸经典中的灸法摘要进行汇编，并附录笔者应用数十年的艾灸温补元气验方于后。本书在艾绒的收刈、储藏、炮制、用量、时机各节之外，专列一节“禁忌”，是为了提醒读者——灸法虽好，却非百无禁忌，更不是包治百病，临床还需审视宜忌、辨证施治。

浩如烟海的中医典籍留给我们丰富的文化遗产，吾辈当坚定文化自信，潜心学习经典，继承发扬，服务大众。希望本书的出版能为艾灸的传承守正之道做抛砖引玉之举，尽细微绵薄之力。

尹蔚水

2021 年 8 月 30 日

目　录

第一章　《黄帝明堂灸经》

第二章　《灸膏肓腧穴法》

第三章　经典灸法辑要

第四章 本草著作中的艾与灸

第五章 灸法传承与应用心得

第一章

《黄帝明堂灸经》

《黄帝明堂灸经》序[1]

夫玄黄始判，上下爰分，中和之气为人，万物之间最贵，莫不禀阴阳气度，作天地英灵。头象圆穹，足模厚载，五脏法之于五岳，九窍以应九州，四肢体彼四时，六腑配乎六律，瞻视同于日月，呼吸犹若风云，气血以类江河，毛发比之草木，虽继体于父母，悉取象于乾坤，贵且若斯，命岂轻也。是以立身之道，济物居先，保寿之宜，治病为要。草木有蠲痾之力，针灸有劫病之功，欲涤邪由，信兹益矣。

夫明堂者，圣人之遗教，黄帝之正经，纪血脉循环，明阴阳俞募，穷流注之玄妙，辨穴道之根源，为脏腑权衡，作经络津要，今则采其精粹，去彼繁芜，皆目睹有凭。手经奇功，书病源以知主疗，图人形贵免参差。并集《小儿明堂》，编录于次，庶几长幼尽涉安衢，欲俾华夷同归寿域云尔。

至大辛亥春月燕山活济堂刊

---

①序：此篇序文亦见于《太平圣惠方》。《太平圣惠方》简称《圣惠方》，100卷，为宋朝官修医书，由王怀隐、王祐等奉敕编写。《太平圣惠方》汇录汉代以来历代医方，经校勘类编而成。从太平兴国三年（978）至淳化三年（992），历时14年编成。

卷 上

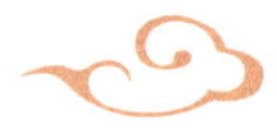

定尺寸法

《岐伯明堂经》云：以八寸为一尺，以八分为一寸。缘人有长短肥瘦不同，取穴不准。

秦时，《扁鹊明堂经》云：取男左女右，手中指第一节为一寸。缘人有身长手短，有身短手长，取穴不准。

唐时，《孙思邈明堂经》云：取患人男左女右，手大拇指节横纹为一寸。以意消详，巧拙在人。

亦有一法，令取男左女右，手中指第二节，内度两横纹相去为一寸。自依此寸法，与人着灸疗病以来，其病多得获愈。此法有准，今以为定。

点灸法

凡点灸时，须得身体平直，四肢无令拳缩，坐点无令俯仰，立点无令倾侧。灸时孔穴不正，无益于事，徒烧好肉，虚忍痛楚之苦。有病先灸于上，后灸于下；先灸于少，后灸于多，皆宜审之。

下火法

凡下火点灸，欲令艾炷根下赤辉广三分，若不三分，孔穴不中，不合得经络。缘荣卫经脉，气血通流，各有所主，灸穴不中，即火气不能远达，而病未能愈矣。

用火法

古来用火灸病，忌八般木火，切宜避之。八木者，松木火，难瘥增病；柏木火，伤神多汗；竹木火，伤筋目暗；榆木火，伤骨失志；桑木火，伤肉肉枯；枣木火，内伤吐肉；柘木火，大伤气脉；楢木火，伤荣卫经络。

有火珠耀日，以艾丞之，遂得火出，此火灸病良，凡人卒难备矣；次有火照耀日，以引之便得火出，此火亦佳。若遇天色阴暗，遂难得火，今即不如无木火也，灸人不犯诸忌，兼去久痼，清油点灯，且无疼痛；用蜡烛更佳。诸蕃部落，知此八木火之忌，用镔铁击硷石得火出，以艾引之，遂乃着灸。

候天色法

凡点灸时，若值阴雾大起，风雪忽降，猛雨炎暑，雷电虹霓，暂时且停，候待晴明，即再下火灸。

灸时不得伤饱、大饥，饮酒大醉，食生硬物。兼忌思虑愁忧，恚怒呼骂，吁嗟叹息，一切不祥，忌之大吉。

定灸多少法

凡灸头与四肢，皆不令多灸。缘人身有三百六十五络，皆归于头，头者，诸阳之会也。若灸多，令人头旋目眩，远视不明。缘头与四肢肌肉薄，若并灸，则气血滞绝于炷下，宜歇火气少时，令气血遂通，再使火气流行，候炷数足，自然病除，宜详察之。

定发际法

凡灸发际，如是患人有发际整齐，依《明堂》所说，易取其穴；如是患人，有因疾患后脱落尽发际，或性本额项无发，难凭取穴，今定患人两眉中心，直上三寸为发际，后取大椎直上三寸为发际，以此为准。

发灸疮法

凡着火疗病，历春夏秋冬不较者，灸炷虽然数足，得疮发脓坏，所患即瘥；如不得疮发脓坏，其疾不愈。《甲乙经》[①]云：灸疮不发者，用故履底灸令热熨之，三日即发，脓出自然愈疾。今用赤皮葱三五茎，去其葱青，于塘灰火中煨热，拍破热熨灸疮十余遍，其疮三日自发立坏，脓出疾愈。

淋洗灸疮法

凡着灸治病，才住火，便用赤皮葱、薄荷二味煎汤，温温淋洗灸疮周回约一二尺以来，驱令逐风气于疮口内出，兼令经脉往来不滞于疮下，自然疮坏疾愈。

若灸疮退火痂后，用桃树东南枝梢，青嫩柳皮二味，等分煎汤，温温淋洗灸疮，此二味，偏能护灸疮中诸风。若疮内黑烂溃者，加胡荽三味，等分煎汤，温温淋洗，灸疮自然生好肉也。若灸疮疼痛不可忍，多时不较者，加黄连四味，等分煎汤淋洗，立有神效。

①《甲乙经》：全称《针灸甲乙经》，晋•皇甫谧著。全书 12 卷，共 128 篇。卷一论脏腑、气血、津液，卷二、三论经络、腧穴，卷四论脉诊，卷五论刺灸法，卷六论病因、病机，卷七至卷十二论各科疾病的针灸治疗。《甲乙经》编排次第有序，对后世影响甚大。

贴灸疮法

春取柳飞花如鹅毛者，夏用竹膜，秋用新棉，冬用兔毛，取腹上白细腻者，猫儿腹上者更佳。

人神[①]所在不宜针灸

一日在大趾，二日在外踝，三日在股内，四日在腰间，五日在口舌，六日在两手，七日在内踝，八日在足腕，九日在尻，十日在腰背，十一日在鼻柱，十二日在发际，十三日在牙齿，十四日在胃管，十五日在遍身，十六日在胃，十七日在气冲，十八日在股内，十九日在足，二十日在内踝，二十一日手小指，二十二日在外踝，二十三日肝及足，二十四日手阳明，二十五日足阳明，二十六日在胸，二十七日在膝，二十八日在阴，二十九日膝胫，三十日在足趺。

每月忌日不宜针灸出血

正月丑日，二月未日，三月寅日，四月申日，五月卯日，六月酉日，七月辰日，八月戌日，九月巳日，十月亥日，十一月午日，十二月子日。

十二部人神不宜灸

建日在足，禁晡时；除日在眼，禁日入；满日在腹，禁黄昏；平日在背，禁人定；定日在心，禁夜半；执日在手，禁鸡鸣；破日在口，禁平旦；危日在鼻，禁日出；成日在唇，禁食时；收日在头，禁禺中；开日在耳，禁午时；闭日在目，禁日昳。

---

① 人神：针灸术语，针灸宜忌说之一。《黄帝虾蟆经》：“神所藏行，不可犯伤。”意指人神按时巡行人体各部，人神所在部位，忌用针灸。

十二时忌不宜灸

子时在踝，丑时在头，寅时在耳，卯时在面，辰时在项，巳时在乳，午时在胸，未时在腹，申时在心，酉时在背，戌时在腰，亥时在股。

十二部年人神不宜灸

一岁：十三、二十五、三十七、四十九、六十一、七十三、八十五，人神在心。

二岁：十四、二十六、三十八、五十、六十二、七十四、八十六，人神在喉。

三岁：十五、二十七、三十九、五十一、六十三、七十五、八十七，人神在头。

四岁：十六、二十八、四十、五十二、六十四、七十六、八十八，人神在眉。

五岁：十七、二十九、四十一、五十三、六十五、七十七、八十九，人神在背。

六岁：十八、三十、四十二、五十四、六十六、七十八、九十，人神在腰。

七岁：十九、三十一、四十三、五十五、六十七、七十九、九十一，人神在腹。

八岁：二十、三十二、四十四、五十六、六十八、八十、九十二，人神在项。

九岁：二十一、三十三、四十五、五十七、六十九、八十一、九十三，人神在足。

十岁：二十二、三十四、四十六、五十八、七十、八十二、九十四，人神在膝。

十一岁：二十三、三十五、四十七、五十九、七十一、八十三、九十五，人神在阴。

十二岁：二十四、三十六、四十八、六十、七十二、八十四、九十六，人神在股。

九部旁通人神不宜灸

脐	心	肘	咽	口	头	脊	膝	足
1	2	3	4	5	6	7	8	9
10	11	12	13	14	15	16	17	18
19	20	21	22	23	24	25	26	27
28	29	30	31	32	33	34	35	36
37	38	39	40	41	42	43	44	45
46	47	48	49	50	51	52	53	54
55	56	57	58	59	60	61	62	63
64	65	66	67	68	69	70	71	72
73	74	75	76	77	78	79	80	81
82	83	84	85	86	87	88	89	90

杂忌旁通不宜灸

	正	二	三	四	五	六	七	八	九	十	十一	十二
月厌	戌	酉	申	未	午	巳	辰	卯	寅	丑	子	亥
月忌	戌	戌	戌	丑	丑	丑	辰	辰	辰	未	未	未
月杀	丑	戌	未	辰	丑	戌	未	辰	丑	戌	未	辰
月刑	巳	子	辰	申	午	丑	寅	酉	未	亥	卯	戌
月害	巳	辰	卯	寅	丑	子	亥	戌	酉	申	未	午

四季人神不宜灸

春在左胁，秋在右胁，夏在脐，冬在腰。男忌除日①，女忌破日②。

胡侍郎奏过尻神指诀

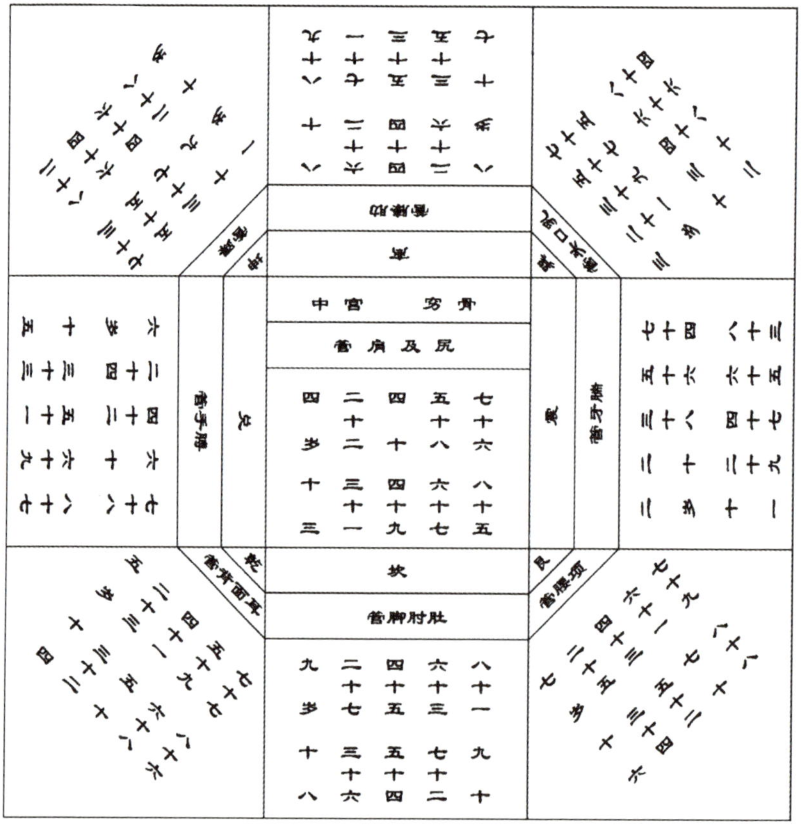

中宫　穷骨

管肩及尻

四岁　二十二　四十　五十八　七十六

十三　三十一　四十九　六十七　八十五

坎

管脚肘肚

九岁　二十七　四十五　六十三　八十一

十八　三十六　五十四　七十二　九十

① 除日：即农历年十二月的最后一天，俗称“年三十”，又称“岁除”“除夕”，除夕夜“一夜连双岁，五更分二年”。

② 破日：旧时历书中指不吉利的日子。每年有21天为破日，如四立日（立春、立夏、立秋、立冬）的前一天为四绝日，即为破日；还有四离日（春分、夏至、秋分、冬至）的前一天为四离日，亦为破日，诸事不宜。

一岁十岁起，二官顺行，逐日人神，就甲子内检尻神[①]者，神农之所制也。凡人年命巡行九宫，值此尻神所在不可针灸。犯者必主丧命，或生痈疽，尚忧致命，宜急速医治。《明堂》云：以八分为一寸。孙思邈云：人有长短肥瘦，宜取患人中指第二节两横纹相去为则。

天医取师疗病吉日

正月卯日，二月寅日，三月丑日，
四月子日，五月亥日，六月戌日，
七月酉日，八月申日，九月未日，
十月午日，十一月巳日，十二月辰日。

凡医者，若不能知此诸般禁忌，趋吉避凶，妄乱针灸，非唯不能愈疾，甚至或致患人伤生丧命，为害非轻。

若逢病人，年命厄会处，男女气怯，下手至难，通人达士，岂能拘此哉！若遇卒急暴患，何暇选择避忌，即不可拘此若是禁穴。诸般医疗不瘥，明堂许灸一壮至三壮，更宜以意详之。

① 尻神：即“九宫尻神”。古代针灸宜忌说之一，即按病人年龄来推算“人神”所在部位，从而避忌针灸。

正人形第一

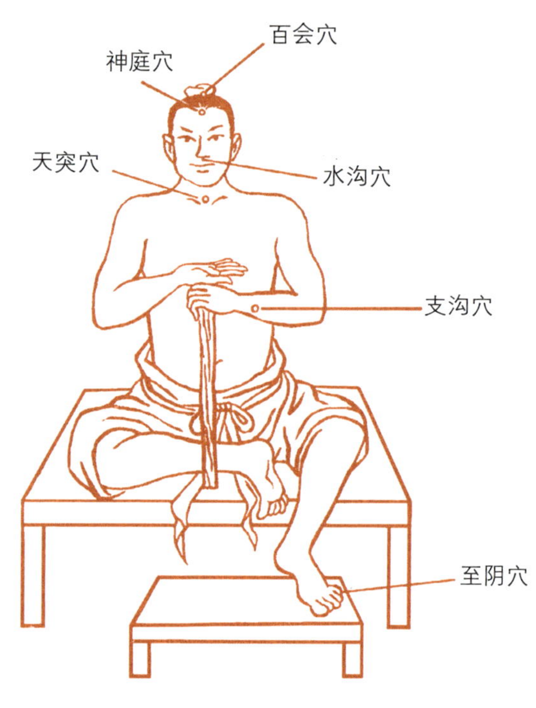

正人形第一图

百会一穴，在头中心陷者中。灸七壮。

主脑重鼻塞，头疼目眩，少心力，忘前失后，心神恍惚，及大人、小儿脱肛等疾。

神庭一穴，在鼻柱上发际中。灸三壮。

主登高而歌，弃衣而走，角弓反张，羊痫吐舌。

水沟一穴，在鼻柱下宛宛中。灸五壮。

主消渴，饮水无休，水气遍身肿。笑无时节，癫痫病，语不识尊卑，及口噤牙关不开也。

天突一穴，在项结喉下五分中央宛宛中。灸五壮。

主咳逆气喘，暴哑不能言，身寒热颈肿，喉中鸣翕翕，胸中气哽哽也。

支沟二穴，在腕后三寸，两骨间陷者中。灸五壮。

主热病汗不出，肩臂酸重，胁腋急痛，四肢不举，口噤不开，暴哑不能言也。

至阴二穴，在足小趾外侧，去爪甲角如韭叶宛宛中。灸三壮。

主疟发寒热，头重心烦，目翳睆睆，鼻塞不通，小便淋沥失精。

正人形第二

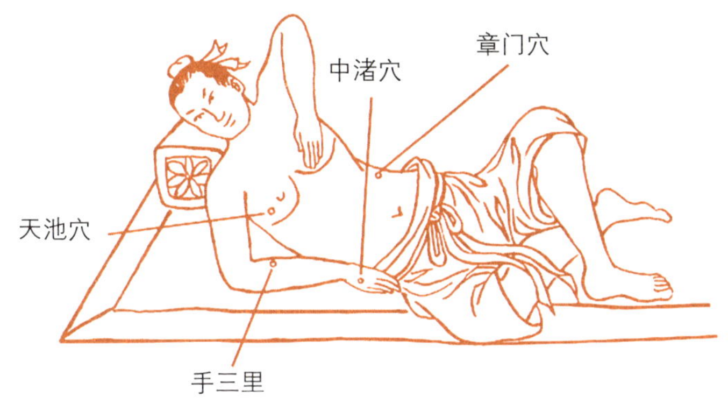

正人形第二图

三里二穴，一名手三里，在曲池下二寸，按之肉起，兑肉之端。灸三壮。

主肘臂酸痛，屈伸难。《秦承祖明堂》[①]云：主五劳虚乏，四肢羸瘦。

天池二穴，在乳后一寸着胁，直腋撅肋间。灸三壮。

主寒热痞疟，热病汗不出，胸满头痛，四肢不举，腋下肿，上气，胸中有声，喉鸣也。

章门二穴，在大横纹外，直脐季肋端，侧卧，屈上足，伸下足，举臂取之。灸七壮。

主肠鸣盈盈然，食饮不化，胁痛不得卧，烦热口干，不嗜食，胸胁支

---

①《秦承祖明堂》：共 3 卷，南朝宋人秦承祖撰。秦承祖里居未详，性耿介，精方药，时为医之上工，曾任太医令，于元嘉二十年（443）“奏置医学，以广教授”。此令实行 10 年。秦承祖还撰有《本草》6 卷、《脉经》6 卷、《药方》4 卷、《秦承祖偃侧杂针灸经》3 卷等，均佚。

满，腰背肋间痛，不可转侧，身黄羸瘦，四肢怠倦，腹中膨胀，两胁积气如卵石也。

中渚二穴，在手小指、次指本节后间陷者中。灸三壮。

主目䀮䀮无所见，肘臂酸痛，手五指不握尽痛也。

正人形第三

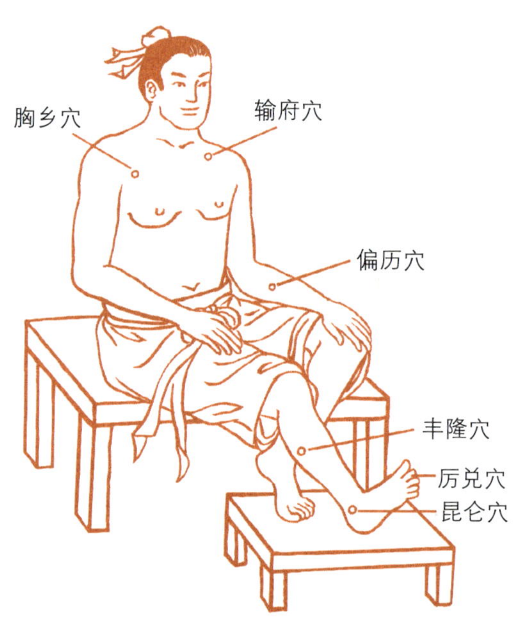

正人形第三图

输府二穴，在璇玑傍各二寸陷者中，仰而取之。灸三壮。

主咳逆上气喘急，呕吐，不下食饮，胸中痛也。

胸乡二穴，在周荣下一寸六分陷者宛宛中。灸五壮。

主胸胁支满，却引背痛，不得卧，转侧难也。

偏历二穴，在腕后三寸陷者中。灸五壮。

主发寒热，疟久不愈，目视䀮䀮，手不及头，臂髆肘腕酸痛难屈伸，及癫疾多言。

丰隆二穴，在外踝上八寸陷者中。灸七壮。

主厥逆胸痛，气刺不可忍，腹中如刀疔，大小便难，四肢不收，身体倦怠，膝腿酸痛，屈伸难也。

昆仑二穴，在足外踝后跟骨上陷者中。灸三壮。

主寒热癫疾，目䀮䀮，鼻衄多涕，腰尻重，不欲起，俯仰难，恶闻人音，女子绝产也。

厉兑二穴，在足大趾、次趾之端，去爪甲一韭叶。灸一壮。

主尸厥如死，不知人，多睡善惊，面上浮肿也。

正人形第四

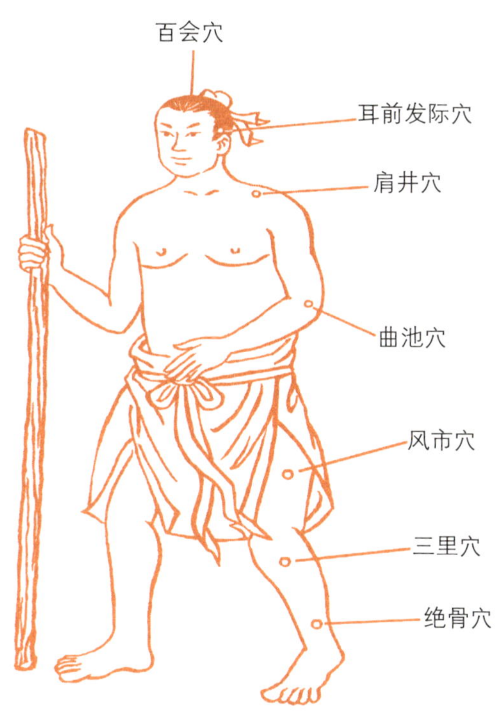

正人形第四图

黄帝问岐伯曰：凡人中风，半身不遂，如何灸之？岐伯答曰：凡人未中风时，一两月前，或三五个月前，非时，足胫上忽发酸重顽痹，良久方解，此乃将中风之候也。便须急灸三里穴与绝骨穴，四处各三壮。后用葱、薄荷、桃、柳叶四味煎汤，淋洗灸疮，令驱逐风气于疮口中出也。

灸疮：若春较，秋更灸；秋较，春更灸。常令两脚上有灸疮为妙。凡人不信此法，或饮食不节，酒色过度，忽中此风，言语謇涩，半身不遂，宜于七处一齐下火，各灸三壮。如风在左灸右，在右灸左。

一百会穴，二耳前发际，三肩井穴，四风市穴，五三里穴，六绝骨穴，七曲池穴。右件七穴，神效极多，不能具录，依法灸之，万无一失也。

正人形第五

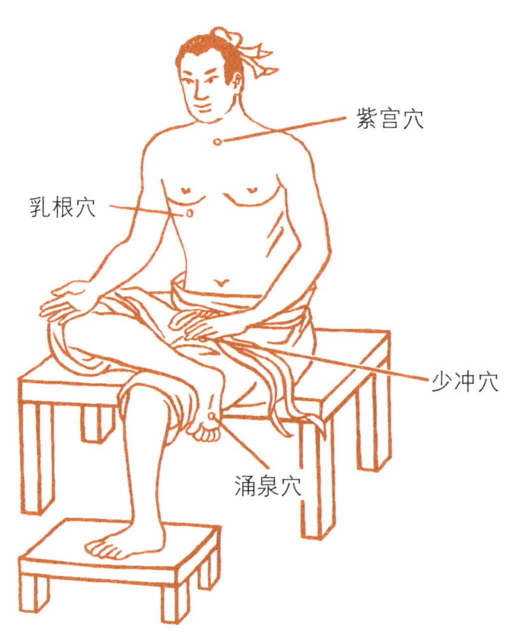

正人形第五图

紫宫一穴，在华盖下一寸陷者中，仰而取之。灸七壮。

主饮食不下，呕逆烦心，上气吐血，及唾如白胶。

乳根二穴，在乳下一寸六分陷者中，仰而取之。灸五壮。

主胸下满闷，臂肿及乳痛也。《华佗明堂》云：主膈气不下食噎病。

少冲二穴，在手小指内廉之侧，去爪甲如韭叶。灸三壮。

主烦心上气，卒心痛，悲恐畏人，善惊，手拳不得伸，掌中热痛也。《秦承祖明堂》云：兼主惊痫，吐舌沫出也。《千金》、杨玄操[①]同。

涌泉二穴，在脚心底宛宛中，白肉际，屈足卷趾得之。灸三壮。主心痛，不嗜食，妇人无子，咳嗽气短，喉闭身热，胸胁满闷，头痛目眩，男子如蛊，女子如妊孕，足趾尽疼，不得践地也。

正人形第六

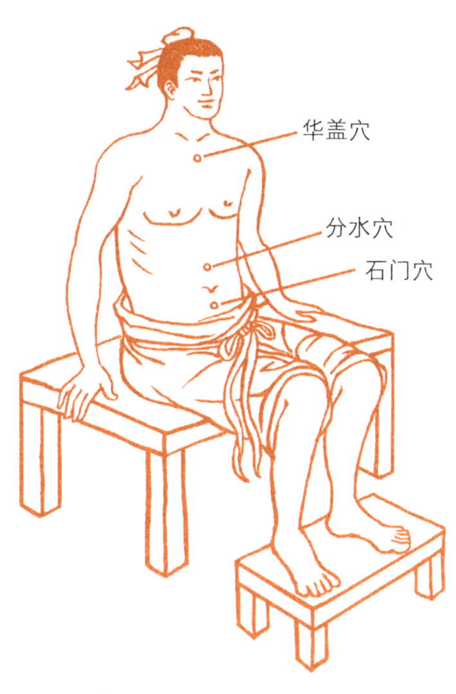

正人形第六图

石门一穴，在脐下二寸陷者中。灸七壮。

主腹大坚，气淋，小便黄，身寒热，咳逆上气，呕血，卒疝绕脐痛，奔豚

① 杨玄操：一作杨玄，又作杨元。唐朝初人，里居未详。曾任歙县尉，精训诂，性好医学，问道无数，《难经》章句特承师授，耽研十载，多有解悟。又历时十年，重注太医令吕广《难经注》。著有《黄帝八十一难经注》《黄帝明堂经注》(又作《明堂音义》)等，惜皆散佚。

气上冲。甄权云：主妇人因产恶露不止也。

分水一穴，在下管下一寸陷者中。灸七壮。

主水病腹肿，绕脐痛，冲胸中，不得息。甄权云：主水气浮肿，鼓胀肠鸣，状如雷声，时上冲心。日灸七壮，四日罢。

华盖一穴，在璇玑下一寸陷者中，仰而取之。灸五壮。

主胸胁支满，咳逆上气，喘不能言也。

正人形第七

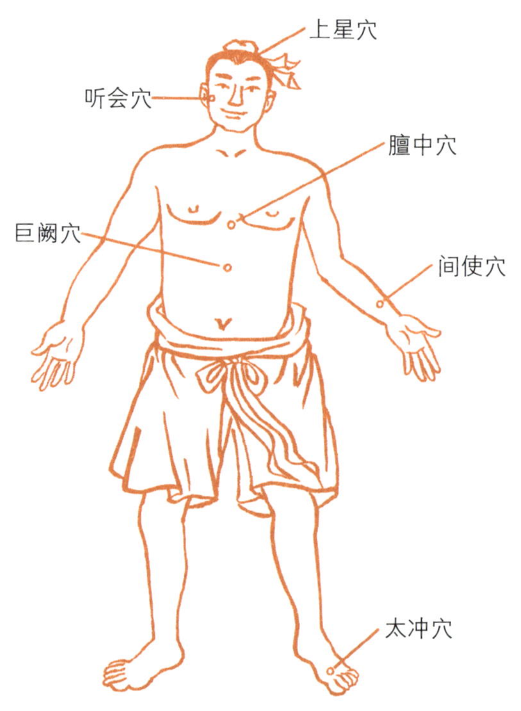

正人形第七图

上星一穴，在直鼻上入发际一寸陷者中。灸七壮。

主头风目眩，鼻塞不闻香臭。

听会二穴，在耳微前陷者中，张口有穴，动脉应手。灸三壮。

主耳淳淳浑浑，聋无所闻。

膻中一穴，在两乳间陷者中。灸五壮。

主胸膈满闷，咳嗽气短，喉中鸣，妇人奶脉滞，无汗，下灸立愈。岐伯云：积气干噎。

巨阙一穴，在鸠尾穴下一寸陷者中。灸七壮。

主心痛不可忍，呕血烦心，膈中不利，胸胁支满，霍乱吐痢不止，困顿不知人。

间使二穴，在掌后三寸两筋间陷者中。灸七壮。

主卒狂惊悸，臂中肿痛，屈伸难。岐伯云：主鬼神邪也。

太冲二穴，在足大趾本节后二寸，骨罅间陷者中。灸五壮。

主卒疝，小腹痛，小便不利如淋状，及月水不通。

正人形第八

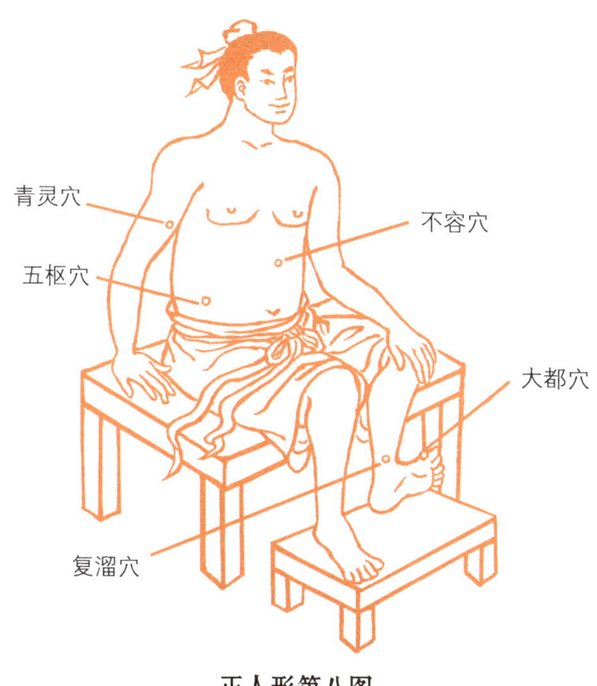

正人形第八图

青灵二穴，在肘上三寸，伸肘举臂取之。灸三壮。

主肩不举，不能带衣。

不容二穴，在上管两旁各一寸。灸三壮。

主腹内弦急，不得食，腹痛如刀刺，两胁积气膨膨然。

五枢二穴，在带脉下一寸，水道旁一寸半陷者中。灸三壮。

主阴疝，小腹痛，及膀胱气攻两胁也。

复溜二穴，在足内踝上二寸，动脉中陷者是。灸七壮。

主腰疼痛引脊内痛，不可俯仰，善怒多言，足痿不收履，胫寒不自温，腹中雷鸣，兼治腹鼓胀，四肢肿，十水病，女子赤白漏下，五淋，小便如散灰也。

大都二穴，在足大趾本节后陷者中。灸三壮。

主热病汗不出，手足逆冷，腹满善呕吐，目眩烦心，四肢肿病。

妇人怀孕，不论月数，及生产后未满百日，不宜灸之。若绝子，灸脐下二寸、三寸间动脉中三壮。

正人形第九

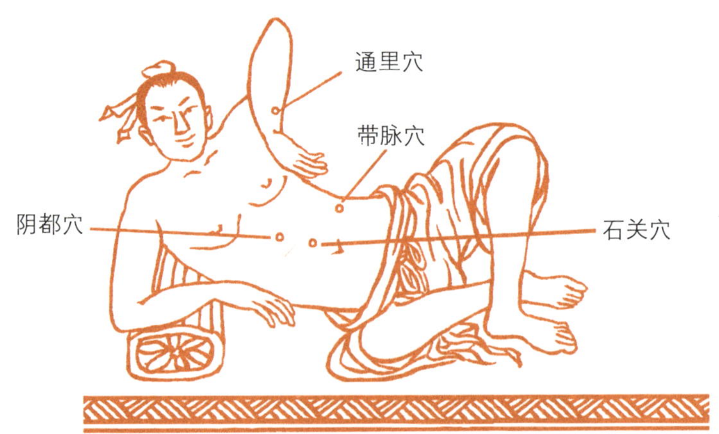

正人形第九图

通里二穴，在腕后一寸陷者中。灸七壮。

主头目眩痛，悲恐畏人，肘腕酸重，及暴哑不能言语。

阴都二穴，在通谷下一寸陷者中。灸三壮。

主身寒热，瘖疟病，心恍惚也。

石关二穴，在阴部下一寸宛宛中。灸三壮。

主多唾呕沫，大便难，妇人无子，脏有恶血，腹厥痛，绞刺不可忍者。

带脉二穴，在季肋下一寸八分陷者宛宛中。灸七壮。

主妇人腹坚痛，月水不通，带下赤白，两胁下气，转运背痛不可忍也。

正人形第十

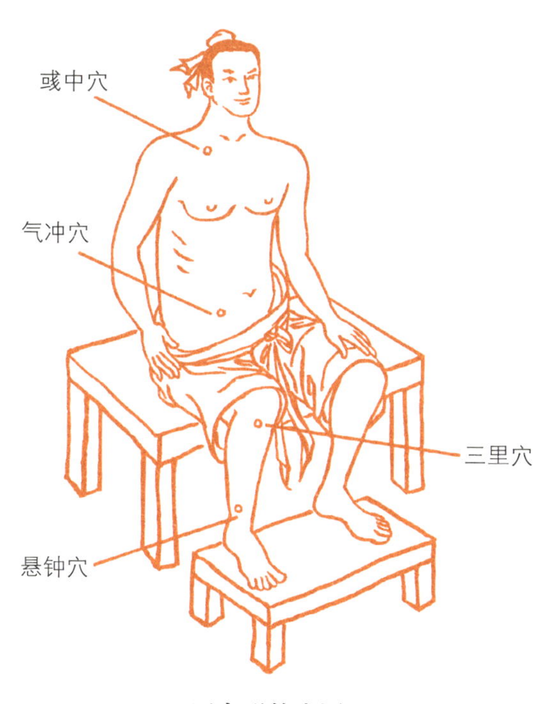

正人形第十图

彧中二穴，在输府下一寸陷者中，仰而取之。灸三壮。

主咳嗽上喘，不能食也。

气冲二穴，在归来下一寸，鼠鼷上一寸动脉宛宛中。灸五壮。主腹有大气，腹胀脐下坚，溃疝阴肿，亦主妇人月水不通，无子。

三里二穴，在膝下三寸，胻骨外，大筋内，筋骨之间陷者宛宛中。灸三壮。

主脏腑久积冷气，心腹胀满，胃气不足，闻食臭，肠鸣腹痛。

秦承祖云：诸病皆治，食气暑气，蛊毒癥癖，四肢肿满，腿膝酸痛，目不明。

华佗云：亦主五劳羸瘦，七伤虚乏，大小人热，皆调三里。

《外台明堂》云：凡人年三十以上，若不灸三里，令气上眼暗，所以三里下气。

悬钟二穴，在足外踝上三寸动脉中。灸三壮。

主心腹胀满，胃中热，不嗜食，膝胫连腰痛，筋挛急，足不收履，坐不能起。

《张文仲灸经》：疗病卒心痛不可忍，吐冷酸绿水，及元脏气。

灸足大趾、次趾内横纹中，各灸一壮，炷如小麦大，下火立愈。

正人形第十一

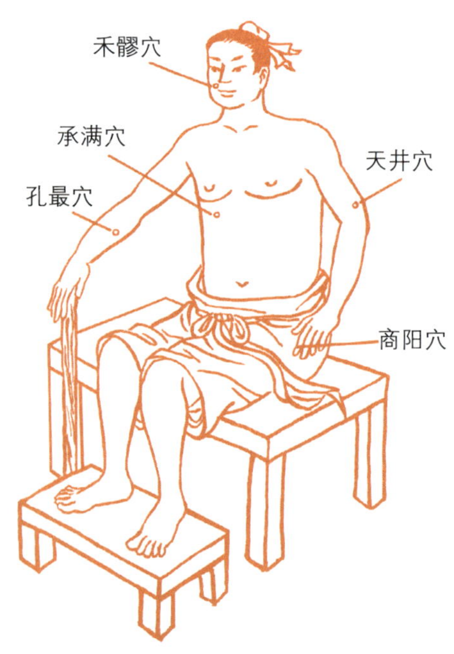

正人形第十一图

禾髎二穴，在鼻孔下夹水沟旁五分。灸三壮。

主鼻窒口癖，清涕出不可止，鼻衄有疮，口不可开，及尸厥也。

天井二穴，在肘外大骨之后一寸两筋间陷者中，屈肘得之。灸五壮。

主肘痛引肩，不可屈伸，颈项及肩背痛，臂痿不仁，惊悸悲伤，痫病羊鸣吐舌也。

承满二穴，在不容下一寸陷者中。灸三壮。

主肠鸣腹胀，上喘气逆，及膈气唾血也。

商阳二穴，在手大指、次指内侧，去爪甲如韭叶。灸三壮。

主胸膈气满，喘急，耳鸣聋，疟病口干，热病汗不出也。

孔最二穴，在腕上七寸陷者宛宛中。灸三壮。

主热病汗不出，肘臂厥痛，屈伸难，手不及头，不握也。

黄帝灸法：疗中风，眼戴上及不能语者，灸第二椎并第五椎上，各七壮，齐下火炷如半枣核大，立瘥。

正人形第十二

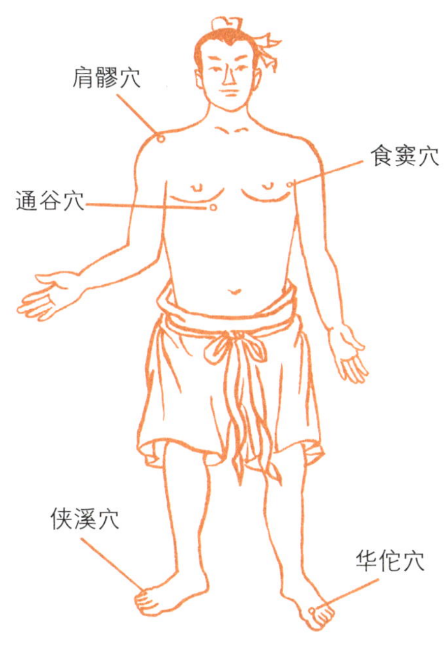

正人形第十二图

肩髎二穴，在肩臑上，举肩取之陷者中。灸五壮。

主肩重不举，臂痛也。

食窦二穴，在天溪下一寸六分陷者中，举臂取之。灸五壮。

主胸胁支满，膈间鸣湓，陆陆常有声。

通谷二穴，在幽门下一寸陷者中。灸三壮。

主失欠，口㖞及呕，暴哑不能言也。

侠溪二穴，在足小趾歧骨间本节前陷者中，足少阳脉之所流也。灸三壮。主耳鸣、聋也。

华佗疗男子卒疝，阴卵偏大，取患人足大趾，去甲五分，内侧白肉际，灸三壮，炷如半枣核大。患左取右，患右取左。

正人形第十三

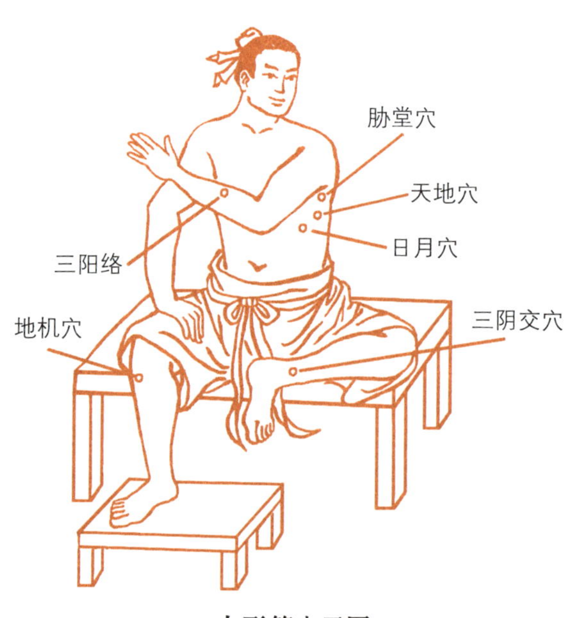

人形第十三图

三阳络二穴，在肘前五寸外廉陷者中，支沟上一寸。灸五壮。

主嗜卧，身不欲动，卒聋暴哑，及齿痛。

胁堂[1]二穴，在腋下二骨间陷者中，举腋取之。灸五壮。

主胸胁气满，噫哕喘逆，目黄，远视䀮䀮。

天地二穴，在腋下三寸陷者中。灸三壮。

主上气咳嗽，胸中气满，喉中鸣，四肢不举，腋下肿也。

日月二穴，在期门下五分陷者中。灸五壮。

主善悲不乐，欲走多睡，言语不正，及四肢不收。

地机二穴，在膝内侧转骨下陷者中，伸足取之。灸三壮。

主腰痛不可俯仰，足痹痛，屈伸难也。

三阴交二穴，在内踝上三寸陷者中。灸三壮。

主膝内廉痛，小便不利，身重足痿，不能行也。

正人形第十四

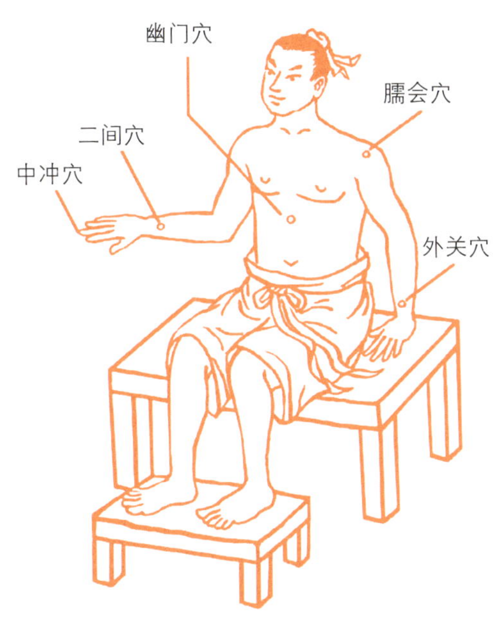

正人形第十四图

① 胁堂：疑是辄筋穴。《西方子明堂灸经》："辄筋二穴，在腋下三寸，复前一寸，着胁。灸三壮。主胸中暴满，不得卧，喘息。"

臑会二穴，在臂前廉去肩头三寸宛宛中，灸七壮。

主瘿及臂气肿也。

外关二穴，在腕后二寸陷者宛宛中。灸三壮。

主肘腕酸重，屈伸难，手十指尽痛不得握，兼主耳渟渟浑浑，聋无所闻也。

幽门二穴，在巨阙旁各一寸半陷者中。灸五壮。

主善吐，食饮不下，兼唾多吐涎，干哕，呕沫，泄有脓血也。

二间二穴，在手大指、次指本节前陷者中。灸三壮。

主喉痹、咽肿，多卧喜睡，鼻衄，及口眼斜。

中冲二穴，在手中指之端，去爪甲如韭叶陷者中。灸一壮。

主热病烦心，心闷而汗不出，身热如火，头痛如破，烦满，舌本痛。秦承祖云：兼主神气不足，失志也。

正人形第十五

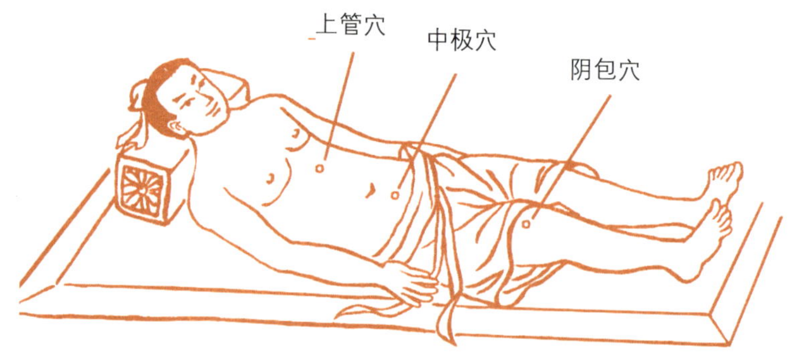

正人形第十五图

上管（又名上脘）一穴，在巨阙下一寸，灸三壮。

主呕吐，食饮不下，腹胀气满，心忪惊悸，时吐呕血，肠疒刺痛，痰多吐涎也。

中极一穴，在脐下四寸陷者中，灸五壮。

主尸厥不知人，冷气积聚，时上冲心，饥不能食，小腹痛，积聚坚如石，小便不利，失精绝子，面皯也。

阴包二穴，在膝上四寸陷者中，灸七壮。

主腰痛连小腹肿，小便不利，及月水不调（也）。

正人形第十六

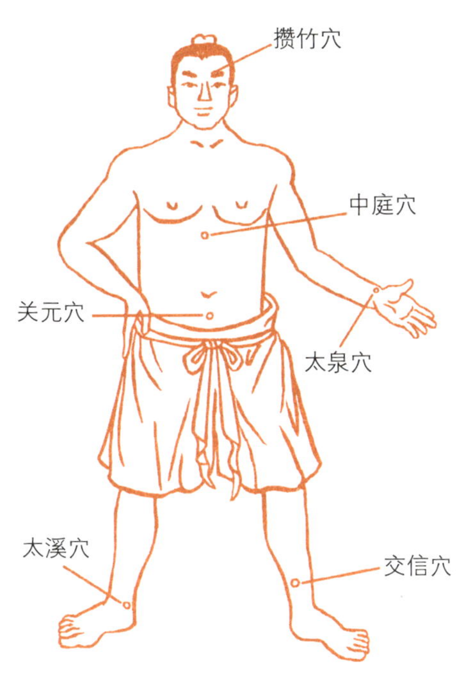

正人形第十六图

攒竹二穴，在眉头陷者中，灸一壮。

主头目风眩，眉头痛，鼻鼽衄，目䀮䀮无远见，但是尸厥，癫狂病，神邪鬼魅，皆主之。

中庭一穴，在膻中下一寸宛宛中。灸三壮。

主食饮不下，呕逆，食下还出也。

关元一穴，在脐下三寸陷者中。灸五壮。

主贲豚，寒气入小腹，时欲呕，溺血，小便黄，腹泻不止，卒疝，小腹痛，转胞，不得小便。岐伯云：但是积冷虚乏病皆宜灸之。

太泉（应为太渊穴）二穴，在手中掌后横纹头陷者中。灸五壮。

主胸中气满，不得卧，肺胀满膨膨然，目中白翳，掌中热，胃气上逆，唾血及狂言，肘中痛。

交信二穴，在内踝上二寸后廉筋间陷者中。灸三壮。

主气淋，卒疝，大小便难，及膝胫内廉痛也。

太溪二穴，在足内踝后跟骨上动脉中。灸三壮。

主痎疟，咳逆，烦心不得卧，小便黄，足胫寒，唾血及鼻衄不止也。

正人形第十七

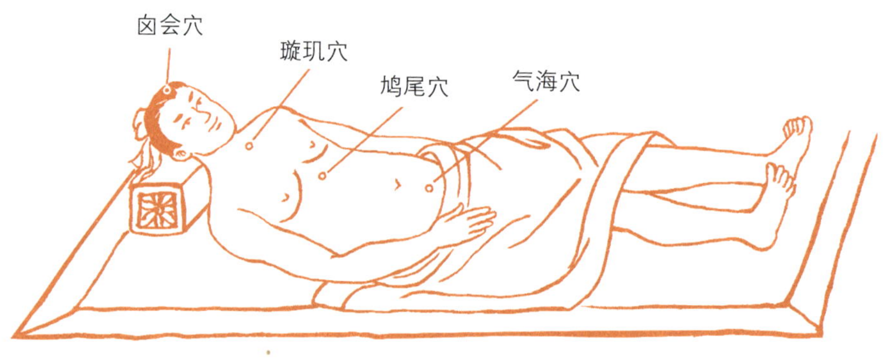

正人形第十七图

囟会一穴，在上星后一寸陷者中。灸三壮。

主头目眩，头皮肿生白屑，兼主面赤暴肿也。

璇玑一穴，在天突下一寸陷者中，仰头取之。灸三壮。

主胸胁支满，咳逆上喘，喉中鸣也。

鸠尾一穴，在蔽骨下五分陷者中。灸三壮。

主心惊悸，神气耗散，癫痫病狂，歌不择言也。

气海一穴，在脐下一寸五分宛宛中。灸七壮。

主冷病，面黑，肌体羸瘦，四肢力弱，小腹气积聚，贲豚腹坚，脱阳欲死，不知人，五脏气逆上攻也。

张文仲救妇人横产，先手出，诸般符药不捷，灸右脚小趾尖头三壮，炷如小麦大，下火立产。

正人形第十八

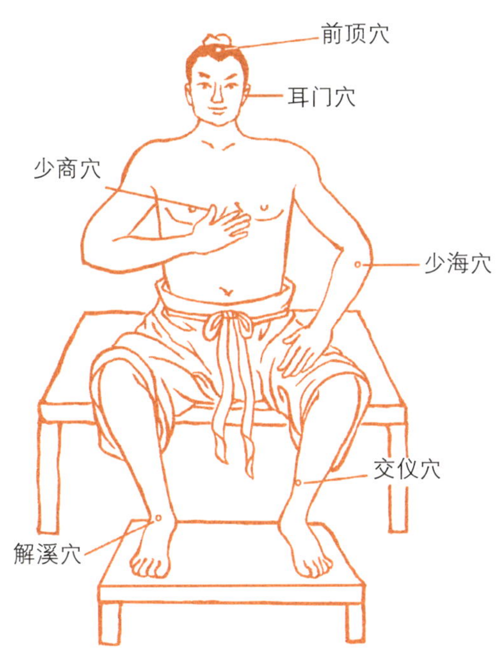

正人形第十八图

前顶一穴，在囟会后一寸，直鼻中央陷者中。灸三壮。

主头风目眩，头皮肿，小儿惊痫病也。

耳门二穴，在耳前起肉当缺陷者中。

主耳有脓，及底耳聤耳，耳痛鸣聋，并齿龋，禁不宜灸。有病不过三壮也。

少商二穴，在手大指内侧，去爪甲如韭叶陷者中。灸三壮。

主疟寒热，烦心善哕，唾沫唇干，呕吐不下食，肠胀腹满，微喘，心下膨膨然。

少海二穴，在肘大骨外，去肘端五分陷者中，屈肘乃得之。灸五壮。

主四肢不举，癫痫吐舌，沫出羊鸣也。

交仪[①]二穴，在内踝上五寸陷者中。灸五壮。

主卒疝，小腹痛，小便不利，及妇人漏下赤白，月水不调。

解溪二穴，在系鞋处陷者中。灸三壮。

主上气喘息，咳嗽急，腹中积气上下行，及目生白翳也。

正人形第十九

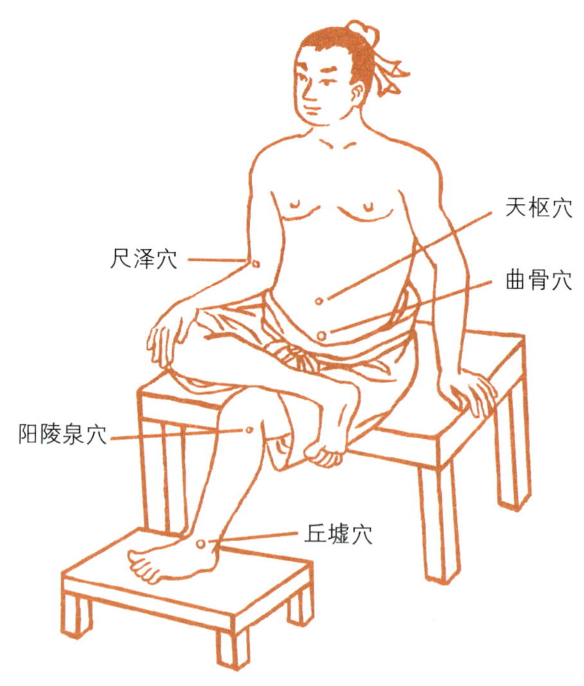

正人形第十九图

① 交仪：疑是交信穴。《针灸甲乙经》："交信，在足内踝上二寸，少阴前，太阴后，筋骨间。"若穴位"在内踝五寸陷者中"则名"蠡沟"穴。

尺泽二穴，在肘中约上两筋动脉中。甄权[①]云：在臂屈伸横纹中，筋骨罅陷者中，不宜灸。

主癫病不可向，手臂不得上头。

天枢二穴，夹脐两旁各二寸陷者中。灸五壮。

主久积冷气，绕脐切痛，时上冲心，女子漏下赤白，及肚大坚，食不化，面色苍苍也。

曲骨一穴，在横骨上，中极下一寸，其毛际陷者中。灸七壮。

主五淋，小便黄，水病胀满，妇人带下赤白，恶合阴阳，小便闭涩不通，但是虚乏冷极者，皆宜灸之。

阳陵泉二穴，在膝下一寸外廉陷者中。灸一壮。

主膝股内外廉痛不仁，屈伸难，及喉中鸣，惊恐如人将捕之。

丘墟二穴，在外踝如前，去临泣三寸。灸三壮。

主胸胁痛，善太息，胸满膨膨然，足腕不收，足胫偏细。

---

① 甄权：541—643 年，隋唐年间许州扶沟（今河南扶沟）人。性至孝，年十八时因母病与弟甄立言究习医书，尤擅针灸，撰《明堂人形图》。唐初，缙绅之士多摹写甄氏《明堂人形图》，《明堂人形图》遂遍传天下。贞观年间，甄权入朝为少府，奉敕与承务郎司马德逸、太医令谢季卿、太常丞甄立言等修订《明堂经》，甄权等以秦承祖《明堂图》、皇甫谧《针灸甲乙经》等详校之，并绘明堂图于其后，上呈朝廷。贞观十七年（643），甄权寿 103 岁，唐太宗亲至其家，授散朝大夫。

正人形第二十

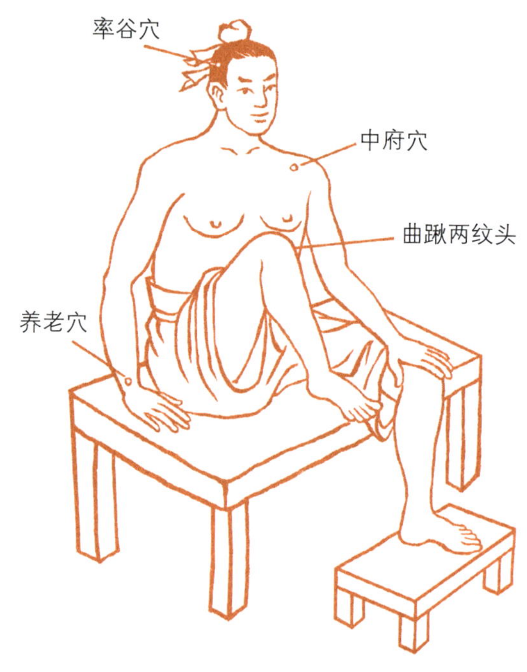

正人形第二十图

率谷二穴，在耳上入发际一寸五分，陷者宛宛中，嚼而取之。灸三壮。

主醉后酒风发，头重，皮肤肿，两角眩痛也。

中府二穴，在云门下一寸六分，乳上三肋间，动脉应手。灸五壮。

主肺急，胸中满，喘逆，唾浊，善噎，皮肤痛也。

养老二穴，在手太阳踝骨上一穴，后一寸陷者中。灸三壮。

主肩欲折，臂如拔，手不能自上下也。张文仲传《神仙灸法》：疗腰重痛，不可转侧，起坐难，及冷痹，脚筋挛急不可屈伸。灸曲瞅两纹头，左右脚四处，各三壮。每灸一脚，二火齐下，艾炷才烧到肉，初觉痛，便用两人两边齐吹至火灭。午时着灸，至人定已来，自行动脏腑一两回，或脏腑转动如雷声，其疾立愈。此法神效，卒不可量也。

卷 中

背人形第一

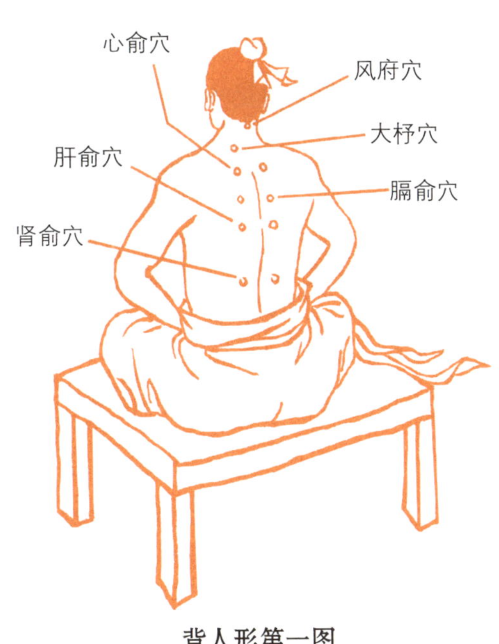

背人形第一图

风府一穴，在项后入发际一寸大筋内宛宛中，禁不可灸。

主头痛，项急不得顾，暴喑不得言，多悲恐惊悸，狂走欲自杀，目反视。

大杼二穴，在项第一椎下两旁各一寸半陷者中。灸五壮。

主颈项痛，不可俯仰，左右不顾，癫病瘛疭，身热目眩，项强急，卧不安席。

心俞二穴，在第五椎下两旁各一寸半陷者中。灸五壮。

主寒热心痛，背相引痛，胸中满闷，咳嗽不得息，烦心，多涎，胃中弱，食饮不可，目䀮䀮泪出，悲伤也。

膈俞二穴，在第七椎下两旁各一寸半陷者中。灸五壮。

主咳逆，呕吐，膈上寒，食饮不下，胁腹满，胃弱食少，嗜卧怠惰，不欲动身。

肝俞二穴，在第九椎下两旁各一寸半陷者中。灸七壮。

主咳逆，两胁满闷，肋中痛，目生白翳，气短，唾血，目上视，多怒，狂衄，目䀮䀮无远视也。

肾俞二穴，在第十四椎下两旁各一寸半陷者中。灸三壮。

主腰痛不可俯仰，转侧难，身寒热，饮食倍多，身羸瘦，面黄黑，目䀮䀮，兼主丈夫、妇人久积冷气变成劳疾也。

背人形第二

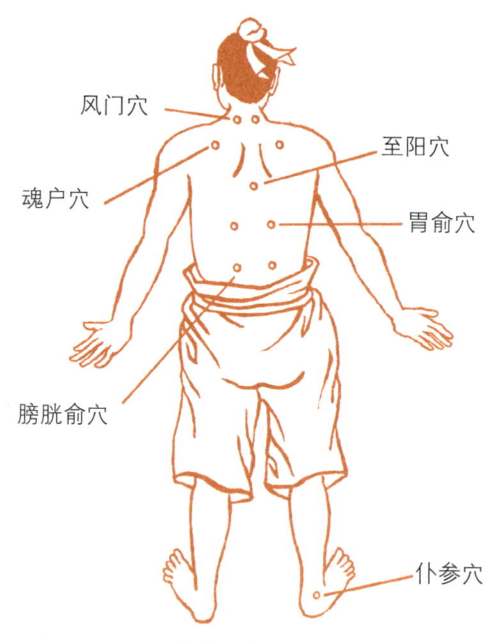

背人形第二图

风门二穴，在第二椎下两旁各一寸半陷者中。灸五壮。

主头疼风眩，鼻衄不止，鼻流清涕也。

魂户[①]二穴，在第三椎下两旁各三寸半陷者中。灸三壮。

主背田满闷，项急强不得顾，劳损虚乏，尸厥走疰，胸背连痛也。

至阳一穴，在第七椎节下间，微俯而取之宛宛中。灸七壮。

主四肢重，少气难言，脊急强也。

胃俞二穴，在第十二椎下两旁各一寸半宛宛中。灸七壮。

主胃中寒气不能食，胸胁支满，身羸瘦，背中气上下行，腰脊痛，腹中鸣也。

膀胱俞二穴，在第十九椎下两旁各一寸半陷者中。灸七壮。

主腰脊急强，腰以下酸重，劳损不仁，腹中痛，大便难也。

仆参二穴，在跟骨下陷者中，拱足得之。灸三壮。

主腰痛不可举足，承山下重，脚痿，癫疾，尸厥，霍乱，马痫也。

背人形第三

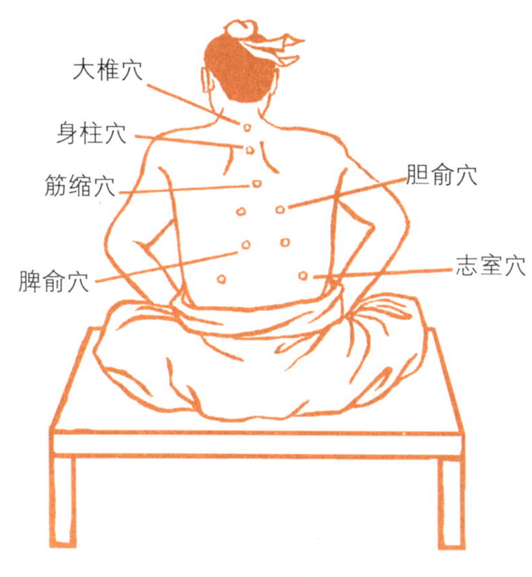

背人形第三图

---

① 魂户：疑是魂门。《针灸甲乙经》："魂门，在第九椎下，两旁各三寸陷者中。"

大椎一穴，在项第一椎下陷者中。灸七壮。

主五劳虚损，七伤乏力，痊气背膊间闷，项强不得顾，及瘖疟久不愈也。

身柱一穴，在第三椎下间宛宛中。灸三壮。

主癫狂瘛疭，怒欲杀人，狂走见鬼。《秦承祖明堂》云：主小儿惊痫也。《千金》、杨玄操同。

筋缩一穴，在第九椎节下间，俯而取之陷者中。灸五壮。

主惊痫狂走，癫病多言，脊急强，两目转上，及目瞪也。

胆俞二穴，在第十椎下两旁各一寸半，正坐取之陷者中。灸五壮。

主胸胁支满，呕无所出，舌干饮食不下。

脾俞二穴，在第十一椎下两旁各一寸半陷者中。灸五壮。

主腹中胀满，引背间痛，食饮多，身羸瘦，四肢烦热，嗜卧怠惰，四肢不欲动摇。

志室二穴，在第十四椎下两旁各三寸半陷者中，正坐微俯而取之。灸七壮。

主腰痛脊急，两胁胀满，大便难，食饮不下，背气俯仰不得也。

背人形第四

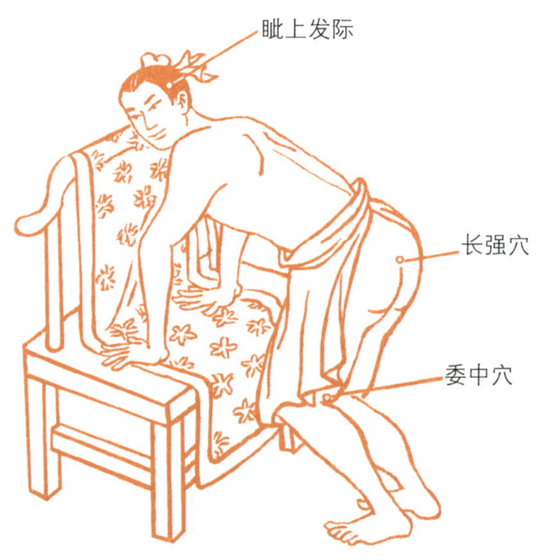

背人形第四图

岐伯灸法：疗头旋，目眩，及偏头痛不可忍，牵眼𥆧𥆧不远视，灸两眼小眦上发际，各一壮，立瘥。

长强一穴，在腰俞下脊骸端陷者中。灸五壮。

主腰脊急强不可俯仰，癫狂病，大小便难，洞泄不禁，五淋，久痔，小儿惊痫病。

委中二穴，在曲脉内两筋两骨中，宛宛是也，令病人合面卧，舒挺两脚取之。灸三壮。

主脚弱无力，腰尻重，曲脉中筋急，半身不遂。

背人形第五

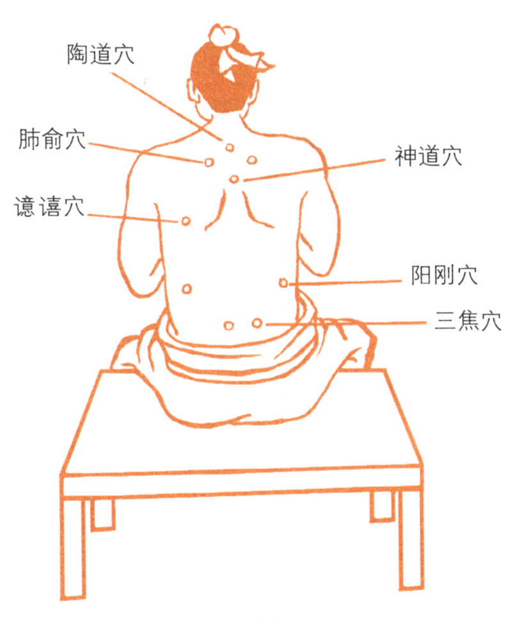

背人形第五图

陶道一穴，在项大椎节下间，俯而取之陷者中。灸五壮。

主头目眩重，痎疟寒热洒淅矣。

肺俞二穴，在第三椎下两旁各一寸半宛宛中。灸三壮。

主肺寒热，肺痿，上喘咳嗽，唾血，胸胁气满不得卧，不嗜食，汗不出，及背强弦急也。

神道一穴，在五椎下间陷者中。灸五壮。

主身热头痛进退，往来痻疟，恍惚悲愁。

譩譆二穴，在第六椎下两旁各三寸陷者中。灸五壮。

主疟久不愈者，背气满闷，胸中气噎，劳损虚乏不得睡也。

阳刚二穴，在第十椎下两旁各三寸陷者中，正坐微俯而取之，灸七壮。

主饮食不下，腹中雷鸣，腹满胪胀，大便泄，消渴，身热，面目黄，不嗜食，怠惰也。

三焦俞二穴，在十三椎下两旁各一寸半，正坐取之陷者中。灸五壮。

主背痛，身热，腹胀肠鸣，腰脊急强也。

背人形第六

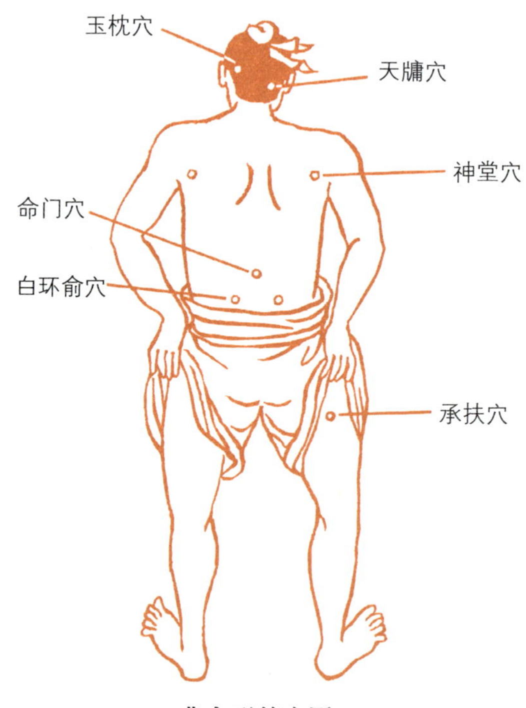

背人形第六图

玉枕二穴，在络却后七分半挟脑户旁一寸三分，入发际三寸，灸三壮。

主头重如石，目痛如脱，不能远视。

天牖二穴，在白骨穴下发际宛宛中。灸三壮。

主瘰疬寒热，颈有积气，暴聋，肩中痛，头风目眩，鼻塞不闻香臭。

神堂二穴，在五椎下两旁各三寸陷者中，正坐取之。灸三壮。

主肩背连胸痛不可俯仰，腰脊急强，逆气上攻，时复噎也。

命门一穴，在十四椎节下间，微俯而取之。灸三壮。

主身热如火，头痛如破，寒热痎疟，腰腹相引痛。

白环俞二穴，在二十一椎下两旁各一寸半。灸三壮。

主腰脊急强不能俯仰，起坐难，手足不仁，小便黄，腰尻重不举也。

承扶二穴，在尻臀下横纹中。灸三壮。

主腰脊尻臀股阴寒痛五肿，痔疾泻鲜血，尻椎中肿，大便难，小便不利。

背人形第七

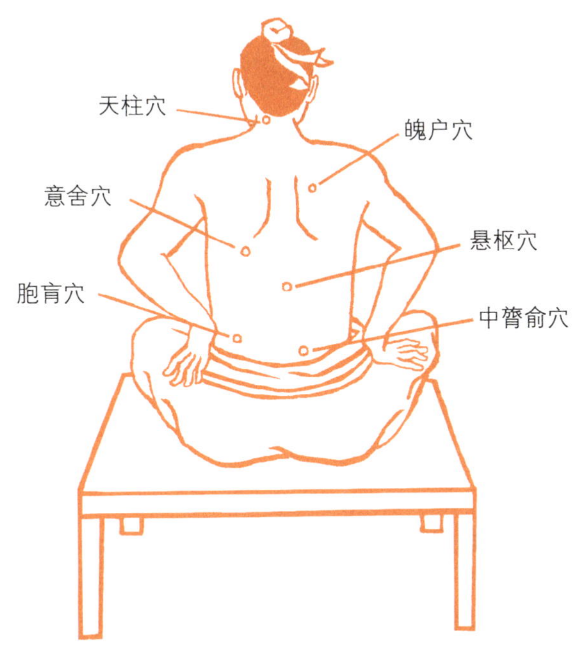

背人形第七图

天柱二穴，在项后大筋外宛宛中。灸三壮。

主头风脑重，目如脱，项如拔，项痛急强，左右不顾也。

魄户二穴，在第三椎下两旁各三寸，正坐取之宛宛中。灸五壮。

主肩膊间急痛，气背不能引顾，咳逆上喘也。

意舍二穴，在第九椎下，两旁各三寸陷者中，正坐阔肩取之。灸七壮。

主胸胁胀满，背痛，恶寒，饮食不下，呕吐不留住也。

悬枢一穴，在第十一椎节下陷者中。灸三壮。

主腹中积气上下行，腠理尽痛也。

胞肓二穴，在第十九椎下，两旁各三寸陷者中。俯而取之，灸五壮。

主腰痛不可忍，俯仰难，恶寒，小便涩也。

中膂俞二穴，在第二十椎下，两旁各一寸半。

主腰痛不可俯仰，夹脊膂痛，上下按之，应者从项后至此穴，痛者灸之立愈也。

背人形第八

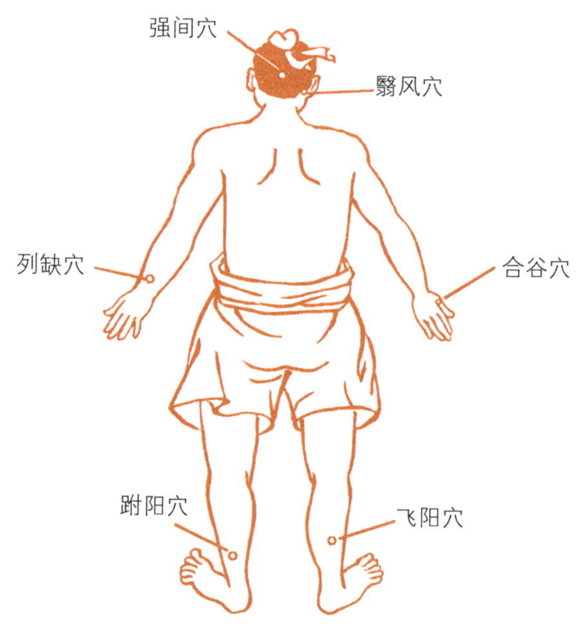

背人形第八图

强间一穴，在后顶后一寸五分宛宛中。灸三壮。

主头痛如针刺，不可动，项如拔，左右不得顾。岐伯曰：兼治风痫病。

翳风二穴，在耳后尖角陷者中，按之引耳是也。灸三壮。

主耳鸣，聋失欠，暴哑不能言，口噤不开，及口吻㖞也。

列缺二穴，在腕上一寸，筋骨罅间宛宛中。灸三壮。

主偏风，半身不举，口㖞，腕劳肘臂痛，及痞疟，面色不定。

合谷二穴，一名虎口，在手大指两骨罅间宛宛中。灸三壮。

主痎疟寒热，热病汗不出，目不明，生白翳，皮肤痂疥，遍身风疹。

飞阳（又名飞扬、厥阳）二穴，在外踝上七寸陷者中。灸五壮。

主体重，起坐不能步，失履不收，脚腨酸重，战栗不能久立。

跗阳二穴，在外踝上二寸后筋骨间陷者中。灸五壮。

主腰痛不能久立，腿膝胫酸重，筋急，屈伸难，坐不能起，四肢不举也。

背人形第九

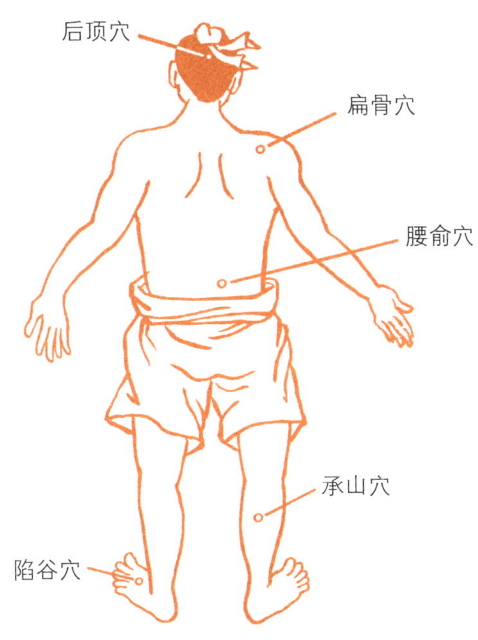

背人形第九图

后顶一穴，在百会后一寸五分，玉枕骨上陷者中。灸三壮。

主目不明，恶风寒，头目眩重。

扁骨[①]二穴，在肩端上两骨间陷者中。灸三壮。

主肩中热，指臂痛也。

腰俞一穴，在第二十一椎节下间陷者中。灸五壮。

主腰疼不能久立，腰以下至足冷不仁，坐卧难，腰脊强急，不可俯仰，腰重如石，难举动也。

陷谷二穴，在足大趾、次趾间，本节后陷者中。灸三壮。

主卒疝，小腹痛，头面虚肿，及痎疟发寒热也。

承山二穴，在兑腨肠下分肉间陷者中。灸五壮。

主寒热癫疾，脚踹酸痛，不能久立，腰膝重，行坐难，筋挛急，不可屈伸。

侧人形第一

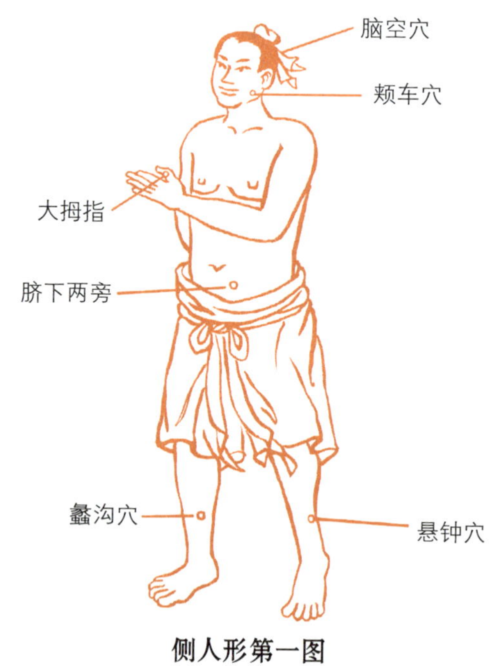

侧人形第一图

---

① 扁骨：疑是肩贞穴。《西方子明堂灸经》："肩贞二穴，在肩曲胛下，两骨间，肩髃后陷者中。"功效与肩贞二穴同。

脑空二穴，在承灵穴后一寸半，玉枕骨下陷者中。灸七壮。

主头风目瞑，癫狂病，身寒热引项强急，鼻衄不止，耳鸣、耳聋。

颊车二穴，在耳下二韭叶陷者宛宛中。灸三壮。

主牙关不开，口噤不能言，牙齿疼痛不得嚼，及颊肿也。

秦承祖灸狐魅神邪，及癫狂病，诸般医治不瘥者，以并两手大拇指，用软丝绳子急缚之，灸三壮。艾炷着四处，半在甲上，半在肉上，四处尽烧，一处不烧其疾不愈，神效不可量也。小儿胎痫、奶痫、惊痫一依此，灸一壮，炷如小麦大。

悬钟二穴，在外踝上三寸宛宛中。灸五壮。

主腹满，中焦客热，不嗜食，并腿胯连膝胫痹麻，屈伸难也。

蠡沟二穴，在内踝上五寸陷者中。灸七壮。

主卒疝，小腹肿，小便不利，脐下积气如卵石，足寒胫酸，屈伸难也。

岐伯灸膀胱气攻冲两胁，脐下时鸣，阴卵入腹，灸脐下六寸，长过两旁各一寸六分，各三七壮。

侧人形第二

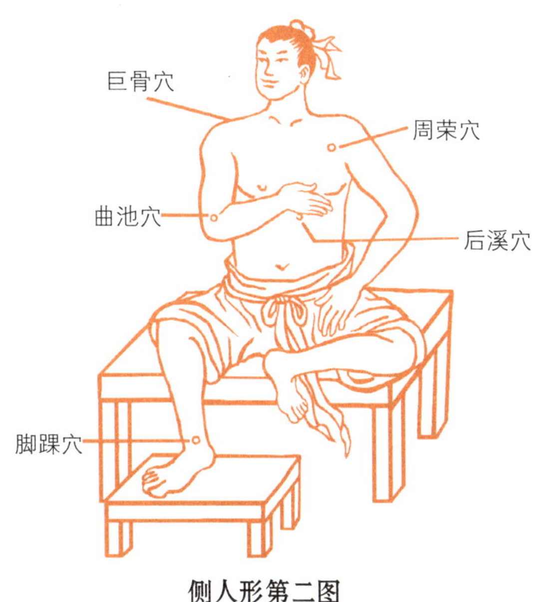

侧人形第二图

巨骨二穴，在肩端上两行骨陷者中。灸一壮。

主肩中痛，不能动摇也。

周荣二穴，在中府下一寸六分，仰而取之陷者中。灸五壮。

主胸胁支满，不得俯仰，咳唾脓也。

曲池二穴，在肘外辅屈肘曲骨之中，纹头陷者是穴也。灸七壮。

主肘中痛，屈伸难，手不得举，偏风，半身不遂，捉物不得，挽弓不开，肘臂偏细。

《秦承祖明堂》云：主大人、小儿遍身风疹，皮肤痂疥也。

后溪二穴，在手外侧腕前起骨下陷者中。灸三壮。

主痞疟寒热，目生白翳，肘臂腕重，难屈伸，五指尽痛不可掣。

岐伯灸法：疗脚转筋，时发不可忍者，灸脚踝上一壮。内筋急，灸内；外筋急，灸外也。

侧人形第三

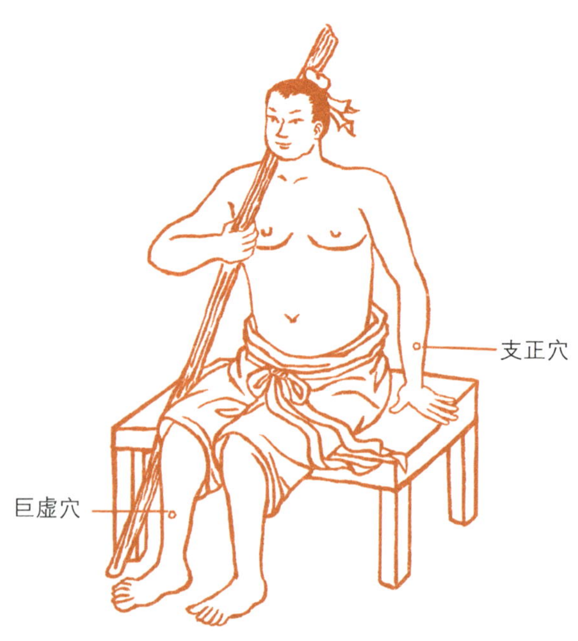

侧人形第三图

支正二穴，在手太阳腕后五寸，去养老穴四寸陷者中。灸五壮。

主惊恐，悲愁，肘臂挛，难屈伸，手不握，十指尽痛也。秦承祖云：兼主五劳，四肢力弱，虚乏等病。

巨虚二穴，在三里穴下三寸，骱骨外，大筋内，筋骨之间陷者中。灸三壮。

主脚胫酸痛，屈伸难，不能久立。甄权云：主六气不足，偏风，腲腿脚不能相随也。

黄帝问岐伯曰：凡人患噎疾，百味珍馔不能而食者，灸何穴而立得其愈？岐伯答曰：夫人噎病者五般：一曰气噎，二曰忧噎，三曰食噎，四曰劳噎，五曰思噎。此皆由阴阳不和，三焦隔绝，津液不利，故令气隔不调成噎疾。气噎，灸膻中，在两乳间；忧噎，灸心俞，在第五椎下两旁各一寸半；食噎，灸乳根，在两乳下各一寸六分；劳噎，灸膈俞，在第七椎下两旁各一寸半；思噎，灸天府，在腋下三寸。

侧人形第四

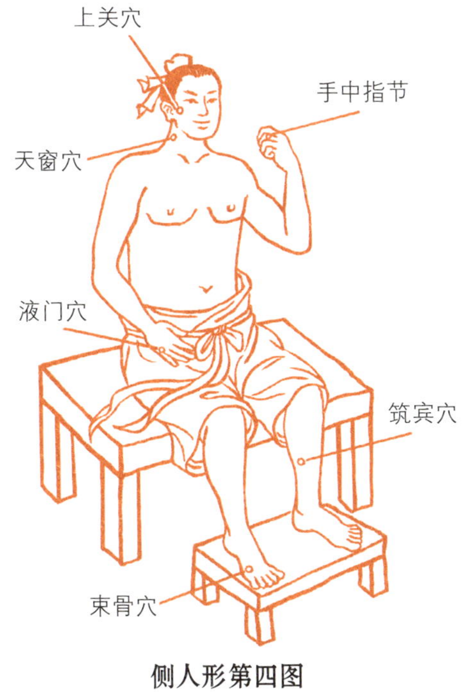

侧人形第四图

上关二穴，在耳前上廉起骨开口有穴陷者宛宛中是也。灸一壮。

主唇吻强上，口眼偏斜，牙齿龋痛，耳鸣聋。

天窗二穴，在曲颊下扶突后，动脉应有陷者中。灸三壮。

主耳鸣聋无所闻，颊肿喉中痛，暴喑不能言，及肩痛引项不得顾。

液门二穴，在手小指、次指之间陷者中。灸三壮。

主肘痛不能上下，痻疟寒热，目涩䀮䀮，头痛泣出也。

束骨二穴，在足下小指外侧，本节后陷者中。灸三壮。

主惊痫狂癫，身寒热，头痛目眩。秦承祖云：主风赤，胎赤，两目眦烂。

筑宾二穴，在足内踝上。灸三壮。

主小儿胎疝，癫病，吐舌及呕吐不止也。

张文仲疗风眼卒生翳膜，两目疼痛不可忍，灸手中指本节间尖上，三壮。炷如小麦大。患左灸右，患右灸左。

侧人形第五

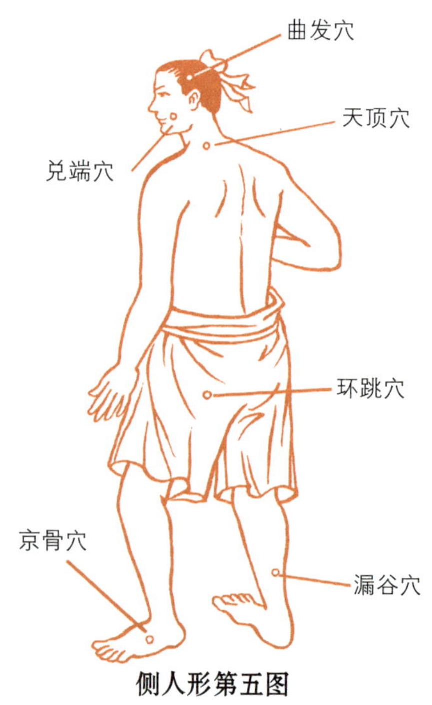

侧人形第五图

曲发（又名曲鬓）二穴，在耳上发际曲隅陷者中，鼓颔有穴。灸三壮。

主颈项急强，不得顾引，牙齿痛，口噤不能言也。

兑端一穴，在颐前下唇之下宛宛中，开口取之。灸三壮。

主口噤，鼓颔，癫疾及吐沫，衄血不止。

天顶二穴，在项缺盆直扶突气舍后一寸陷者中。灸七壮。

主暴喑，咽肿，饮食不下，及喉中鸣。

环跳二穴，在砚子骨下宛宛中。灸三壮。

主冷痹，风湿，偏风，半身不遂，腰胯疼痛。岐伯曰：主睡卧，伸缩回转不得也。

漏谷二穴，在足内踝上六寸陷者中。灸三壮。

主足热痛，腿冷痛，疼不能久立，麻痹不仁也。

京骨二穴，在足外侧大骨下，白肉际陷者中。灸五壮。

主寒疟寒热，善惊悸，不欲食，腿膝胫痿，脚挛不得伸，癫病狂走，善自啮，及膝胫寒也。

侧人形第六

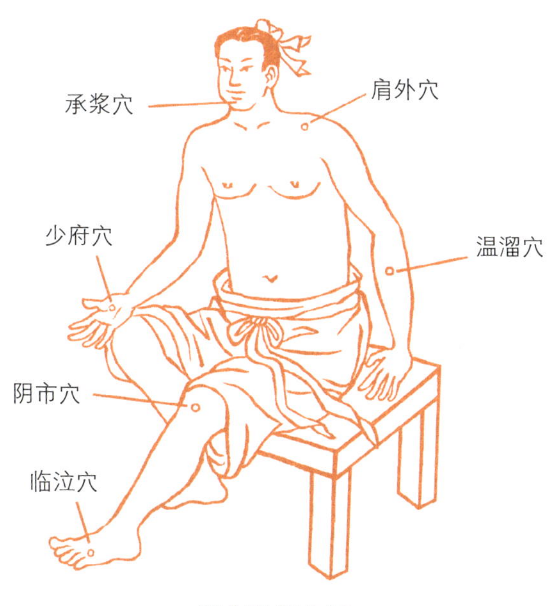

侧人形第六图

《黄帝灸法》：疗神邪、鬼魅及癫狂病，语不择尊卑，灸上唇里面中央肉弦上一壮，炷如小麦大。又用钢刀决断更佳。

承浆一穴，在下唇棱下宛宛中。灸三壮。

主偏风口眼㖞斜；消渴饮水不休；口噤不开，及暴哑不能言也。

肩外俞二穴，在肩甲上廉去脊骨三寸。灸三壮。

主肩痛发寒热，引项急强，左右不顾。

温溜二穴，在腕后五寸、六寸间动脉中是穴。灸三壮。

主寒热，头痛，善哕衄，肩不举，癫痫病，吐舌鼓颔，狂言，喉痹不能言。

少府二穴，在手小指本节后陷者中，直劳宫。灸三壮。

主瘖疟久不愈者，烦满少气，悲恐畏人，臂酸掌中热，手握不伸。

阴市二穴，在膝上三寸，伏兔穴下宛宛陷者中。灸五壮。

主卒疝，小腹痛，力痿气少，伏兔中寒，腰如冷水。

临泣二穴，在足小趾、次趾本节后，去侠溪一寸半陷者中。灸三壮。

主胸膈满闷，腋下肿，善自啮颊，兼主疟病，日西发者。

侧人形第七

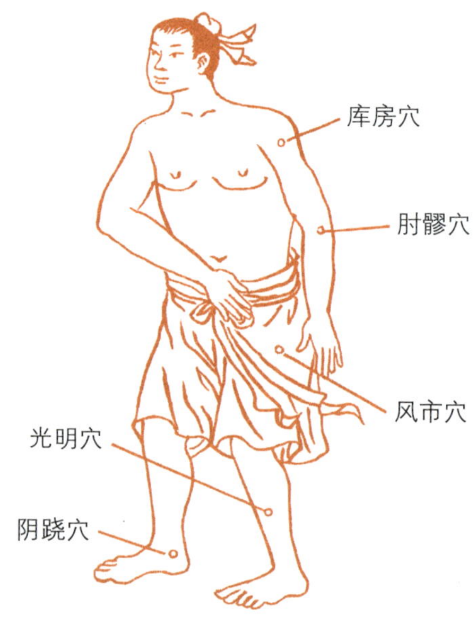

侧人形第七图

库房二穴，在气户下一寸六分陷者宛宛中，仰而取之。灸五壮。

主胸胁支满，咳逆上气，呼吸不至息，及肺寒咳嗽，唾脓也。《千金》、杨玄操同。

肘髎二穴，在肘大骨外廉陷者中。灸五壮。

主肘臂酸重，不可屈伸，麻痹不仁也。

风市二穴，在膝外两筋间，平立舒下两手著腿当中，指头陷者宛宛中。灸三壮。

主冷痹脚胫麻，腿膝酸痛，腰尻重，起坐难也。

光明二穴，在外踝上五寸陷者中。灸七壮。

主膝胫酸痹不仁，手足偏小，坐不能也。

阴跷二穴，在足内踝下陷者中。灸三壮。

主卒疝，小腹痛，左取右，右取左立已，及女子月水不调，嗜卧怠惰，喜悲不乐，手足偏枯不能行，及小便难也。

卷下（小儿）

序

夫治小儿之患，诊察幽玄，默而抱疾，自不能言也。或即胎中受病，或是生后伤风，动发无时，寒温各异。且据诸家方论，医药多门，药既无痊，全凭灸法。况小儿灸法散在诸经，文繁至甚，互说不同，既穴默以差讹，则治病全然纰缪。按诸家明堂之内，精选到小儿应验七十余穴，并是曾经使用，累验神功，今具编录于后。

燕山活济堂刊

建安窦桂芳校正时刊

正人形第一

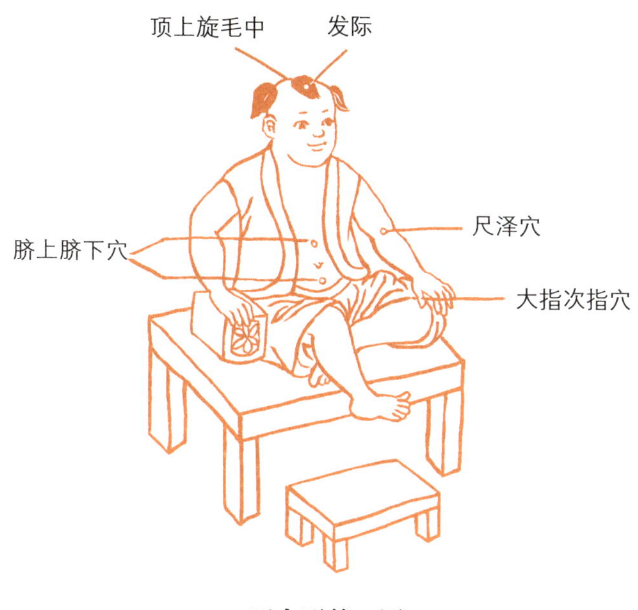

正人形第一图

小儿惊痫者，先惊悸啼叫，后乃发也。灸**顶上旋毛中**，三壮。及耳后青络脉，炷如小麦大。

小儿风痫者，先屈手指如数物及发也。灸**鼻柱上发际宛宛中**，三壮。炷如小麦大。

小儿缓惊风，灸**尺泽**各一壮，在肘中横纹约上动脉中，炷如小麦大。

小儿二三岁，忽发两眼大小眦俱赤，灸**手大指**、**次指间后一寸五分口陷者中**，各三壮，炷如小麦大。

小儿囟开不合，灸**脐上**、**脐下**各五分，二穴各三壮，灸疮未发，囟开先合。炷如小麦大。

小儿夜啼者，上灯啼，鸡鸣止者，灸中指甲后一分**中冲**穴一壮，炷如小麦大。

正人形第二

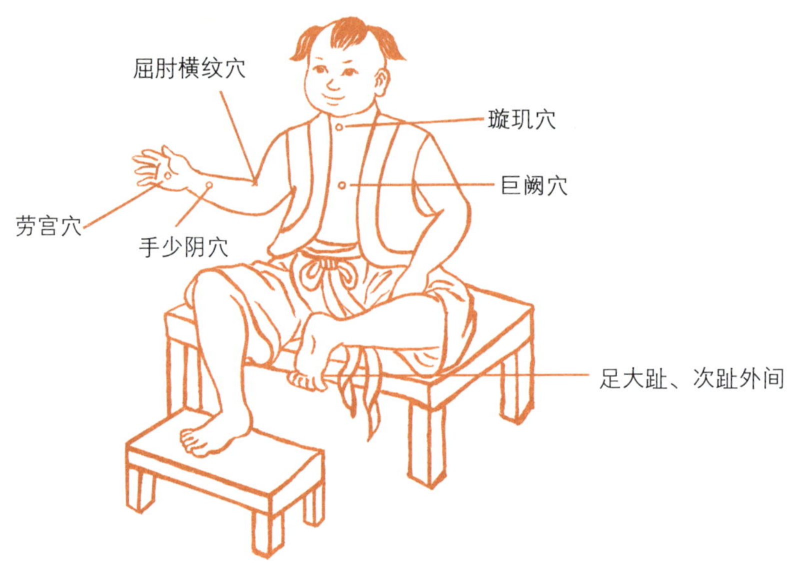

正人形第二图

小儿喉中鸣，咽乳不利，灸**璇玑**一穴，三壮，在天突下一寸陷者中。炷如小麦大。

痫病者，小儿恶疾也。呼吸之间，不及求师，致困者不少。谚云：国无良医，枉死者半。小儿猪痫病，如尸厥吐沫，灸**巨阙**穴，三壮。在鸠尾下一寸陷者中，炷如小麦大。

小儿睡中惊，目不合，灸**屈肘横纹中上三分**，各一壮。炷如小麦大。

小儿口有疮蚀，龈烂臭，秽气冲人，灸**劳宫**二穴，各一壮。在手中心，以无名指屈指头著处是也。炷如小麦大。

小儿鸡痫，善惊反折，手掣自摇，灸**手少阴**三壮。在掌后去腕半寸陷者中。炷如小麦大。

小儿疟久不愈者，灸**足大趾、次趾外间**陷者中，各一壮。炷如小麦大。内庭穴也。

正人形第三

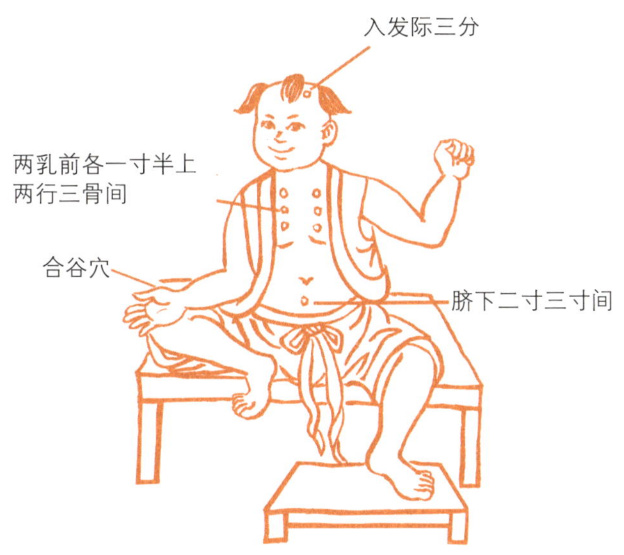

正人形第三图

小儿身强，角弓反张，灸**鼻上入发际三分**，三壮。次灸**大椎下节间**，三壮。如小麦大。

小儿龟胸，缘肺热胀满，攻胸膈所生。又缘乳母食热面五辛，转更胸起高也。灸**两乳前各一寸半，上两行三骨罅间穴处**各三壮。炷如小麦大。

春夏从下灸上，秋冬从上灸下，若不依此法，十灸不愈一二也。

小儿疳眼，灸**合谷**二穴，各一壮。炷如小麦大。在手大指、次指两骨间陷者中。

小儿秋深冷痢不止者，灸**脐下二寸、三寸间动脉中**。炷如小麦大。

正人形第四

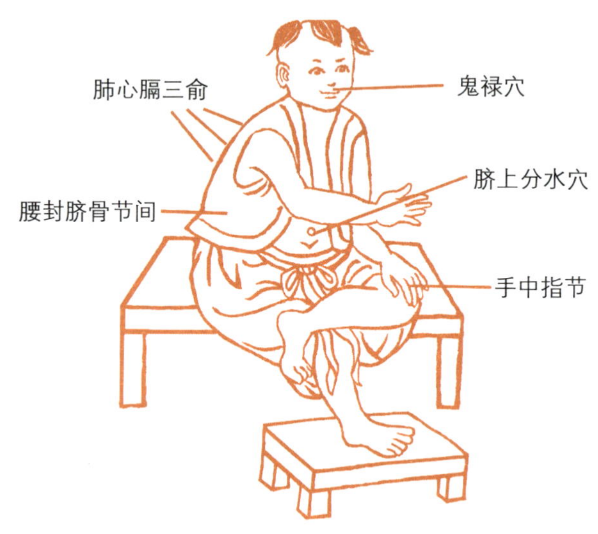

正人形第四图

小儿惊痫，灸**鬼禄**穴[①]一壮。在上唇内中央弦上。炷如小麦大。用钢刀决断更佳。

小儿水气，四肢尽肿及腹大，灸**脐上一寸**，三壮。炷如小麦大。分水穴也。

小儿热毒风盛，眼睛疼痛，灸**手中指本节头**，三壮，名拳尖也。炷如小麦大。

小儿龟背，生时被客风拍着脊骨，风达于髓所致也。如是灸**肺俞**、**心俞**、**膈俞**，各三壮。炷如小麦大。肺俞：在三椎下两旁各一寸半；心俞：在五椎下两旁各一寸半；膈俞：在七椎下两旁各一寸半。

小儿脐肿，灸**腰后对脐骨节间**，三壮。炷如小麦大。

① 鬼禄：别名鬼录，《备急千金要方》："鬼禄，悬命穴，位于口腔内上唇系带中央。"

正人形第五

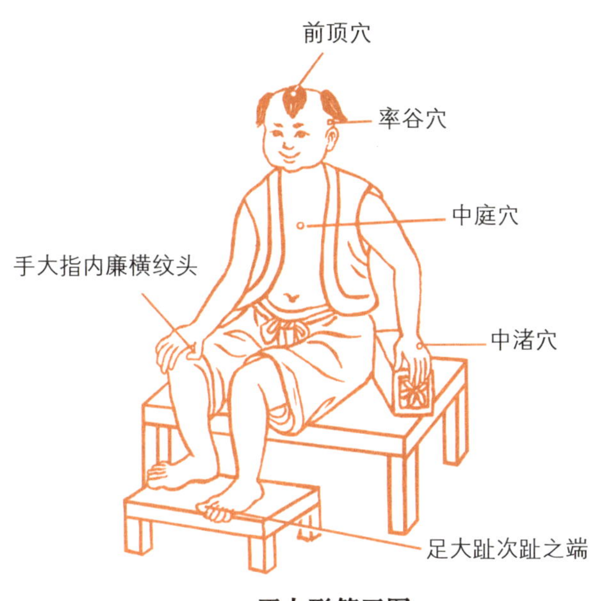

正人形第五图

小儿急惊风，灸**前顶**一穴，三壮。在百会前一寸。若不愈，须灸**两眉头**及鼻下**人中**一穴，炷如小麦大。

小儿但是风痫，诸般医治不瘥，灸**耳上入发际一寸五分**，嚼而取之，率谷穴也。

小儿呕吐奶汁，灸**中庭**一穴，一壮。在膻中穴下一寸陷者中。炷如小麦大。

小儿目涩怕明，状如青盲，灸**中渚**二穴，各一壮。在手小指、次指本节后陷者中。炷如小麦大。

小儿雀目夜不见物，灸**手大指甲后一寸**，**内廉横纹头白肉际**，各一壮。炷如小麦大。

小儿睡中惊掣，灸**足大趾**、**次趾之端**，去爪甲如韭叶，各一壮。炷如小麦大。

正人形第六

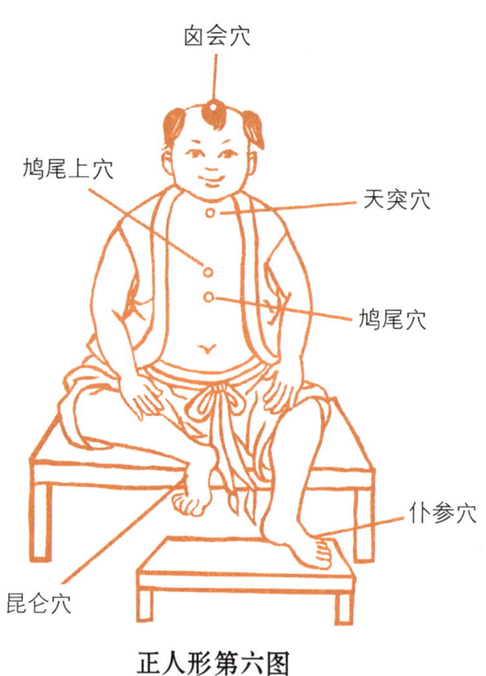

正人形第六图

小儿多涕者，是脑门被风拍着及肺寒也。灸**囟会**一穴，三壮。炷如小麦大。在上星上一寸，直鼻。

小儿急喉痹，灸**天突**穴，一壮，在项结喉下三寸两骨间。炷如小麦大。

小儿食痫者，先寒热洒淅乃发也。灸**鸠尾上五分**，三壮。炷如小麦大。

小儿牛痫，目直视腹胀乃发也，灸**鸠尾**一穴，三壮。在胸蔽骨下五分陷者中，炷如小麦大。

小儿马痫，张口摇头，身反折马鸣也。灸**仆参**二穴，各三壮。在足跟骨下白肉际陷者中，拱足取之。炷如小麦大。

小儿阴肿，灸**内昆仑**二穴，各三壮。在内踝后五分，筋骨间陷者中。炷如小麦大。

背人形第一

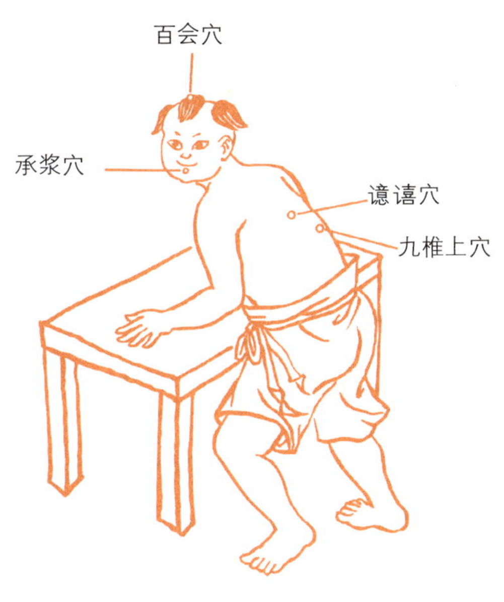

背人形第一图

小儿脱肛泻血，每厕脏腑撮痛不可忍者，灸**百会**一穴，三壮。在头中心陷者是也。炷如小麦大。

小儿新生二七日内，着噤不吮奶多啼者，是客风中于脐，循流至心脾二经，遂使舌强唇痉，嘣奶不得，斯病所施方药，不有十全尔，大抵以去客风无过。灸**承浆**一穴，七壮。在下唇棱下宛宛中是也。次灸**颊车**二穴，各七壮，在耳下曲颊骨后。炷如雀屎大。

小儿食时头痛，及五心热者，灸**譩譆**二穴，各一壮。在第六椎下两旁各三寸宛宛中。炷如小麦大。

小儿三五岁，两眼每至春秋忽生白翳，遮瞳子，疼痛不可忍者，灸**九椎节上**一壮。炷如小麦大。

背人形第二

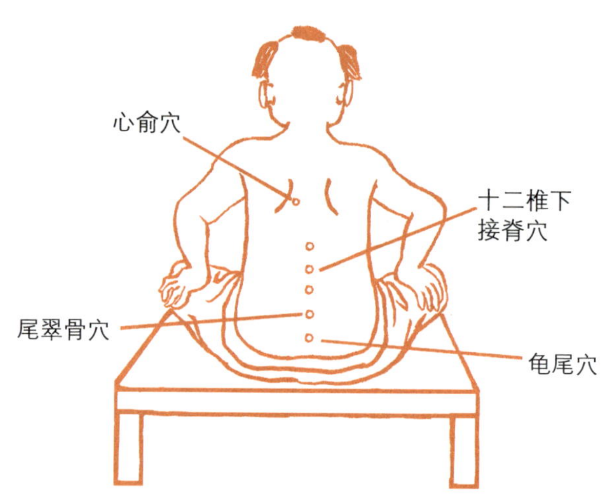

背人形第二图

小儿五六岁不语者，心气不足，舌本无力，发转难，灸**心俞穴**，三壮。炷如小麦大。在五椎下两旁各一寸半陷者中。

小儿痢下赤白，秋末脱肛，每厕肚疼不可忍者，灸十二椎下节间，名**接脊穴**①，灸一壮。炷如小麦大。

黄帝疗小儿疳痢脱肛，体瘦渴饮，形容瘦悴，诸般医治不瘥者，灸**尾翠骨上三寸骨陷间**三壮。炷如小麦大。

岐伯云：兼三伏内，用桃柳水浴孩子，午正时当日灸之，后用清帛子拭，兼有似见疳虫子随汁出也。此法神效不可量也。

《岐伯灸法》：疗小儿脱肛泻血，秋深不较，灸**龟尾**一壮。炷如小麦大。脊端穷骨也。

---

① 接脊穴：查无此穴名，有脊俞穴，《西方子明堂灸经》："脊俞穴，在第十一椎下。原注：又名神宗，脊中。"

背人形第三

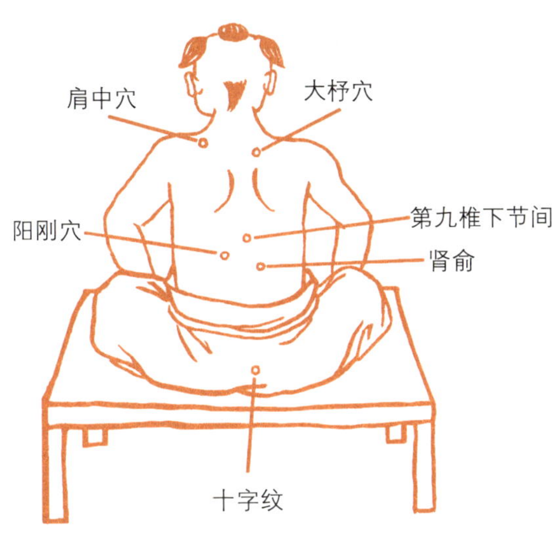

背人形第三图

小儿斑疮入眼，灸**大杼**二穴，各一壮。在项后第一椎下两旁，各一寸半陷者中。炷如小麦大。

小儿奶癖目不明者，灸**肩中俞**二穴，各一壮。在肩甲内廉，去脊二寸陷者中。炷如小麦大。

小儿羊痫，目瞪吐舌羊鸣也。灸**第九椎下节间**三壮。炷如小麦大。

小儿饮水不歇，面目黄者，灸**阳刚**二穴，各一壮。在十一椎下两旁各三寸陷者中。炷如小麦大。

小儿羸瘦食饮少，不生食肤，灸**胃俞**穴各一壮。在十二椎下两旁，各一寸半陷者中。炷如小麦大。

小儿胎疝，卵偏重者，灸**囊后缝十字纹当上**[①]三壮。春灸夏较，夏灸秋较，秋灸冬较，冬灸春较。炷如小麦大。

①囊后缝十字纹当上：查无此穴名，但定位明确，应为经外奇穴。

第二章《灸膏肓腧穴法》

【宋】庄绰①编

① 庄绰：字季裕，清源（今福建惠安）人。生活于北宋末、南宋初期。庄绰曾用30多年时间完成《鸡肋编》，另著《脉法要略》《灸膏肓腧穴法》《庄氏家传》等，有学者认为《新编西方子明堂灸经》亦是出自庄绰之手。

孙真人《千金方》论

膏肓腧穴，无所不治，主羸瘦虚损，梦中失精，上气咳逆，狂惑忘误。

取穴法：令人正坐，曲脊，伸两手，以臂着膝前，令正直手大指与膝头齐，以物支肘，勿令臂得动摇，从胛骨上角摸索全胛骨下头，其间当有四肋三间，灸中间。

依胛骨之里肋间空处，去胛骨容侧指许，摩膂肉之表筋间空处，按之自觉牵引胸户中，灸两胛中各一处，至六百壮，多至千壮。当觉气下砻砻[①]然，如流水状，亦当有所下出。若无停痰宿疾，则无所下也。若病人已困不能正坐，当令侧卧，挽一臂令前求取穴灸之也。求穴大较，以右手从右肩上住，指头表所不及者是也。左手亦然，乃以前法灸之。若不能久正坐，常伸两臂者亦可伏衣襆上，伸两臂，令人挽两胛骨使相离，不尔，胛骨覆穴不可得也。所伏衣襆，当令大小常定，不尔，则失其穴也。此灸讫后，令人阳气康盛，当消息以自补养。取身体平复，其穴近第五椎，相准望[②]取之。

论曰：昔秦缓[③]不救晋候之疾，以其在膏之上、肓之下，针药所不及，即此穴是也。时人拙，不能求得此穴，所以宿痾难遣。若能用心方便，求得灸之，无疾不愈矣。

---

① 砻砻：指声音。《广韵》解释为大声，形容其声大，如流水状。

② 相准望：灸法术语，意即以第五椎高度为基准，参照此基准来定穴位。

③ 秦缓：又称医缓，春秋时人，秦国的名医，见于《左传·成公十年》。

王惟一[①]《明堂铜人灸经》

膏肓腧二穴，在第四椎下两傍相去各三寸，主无所不疗，羸瘦虚损，梦中失精，上气咳逆，发狂健忘。

又取穴之法：令人正坐，曲脊，伸两手，以臂著膝前，令正直手大指与膝头齐，以物支肘，勿令臂动摇也。从胛骨上角摸索至骨下头，其间当有四肋三间，灸中间。从胛骨之里，去胛容侧指许，摩膂去表肋间空处，按之自觉牵引于肩中，灸两胛中一处，至百壮，多至五百壮。当觉下砻砻似流水之状，亦当有所下出，若得痰疾，则无所不下也。如病人已困，不能正坐，当令侧卧挽上臂，令前取穴灸之。又以右手从左肩上住，指头所不及者是穴也。左取亦然，乃以前法灸之。若不能久坐，当伸两臂，令人挽两胛骨使相离，不尔，即胛骨覆其穴，灸之无验。此灸讫后，令人阳气康盛，当消息以自补养。论曰：昔在和缓不救晋候之疾，以其膏之上、肓之下，针药不能及，即此穴是也。人不能求得此穴，所以宿病难遣。若能用心以方便，求得灸之，无疾不愈，出《千金》[②]《外台》[③]方。

① 王惟一：约981—1067年，又名惟德。北宋人，居里未详。著名针灸学家，曾任太医院翰林医馆朝散大夫殿中省尚药奉御。天圣（1023—1031）初，奉诏编修针灸书。天圣四年辑成《铜人腧穴针灸图经》3卷，后相继建成针灸图石壁堂和两具针灸铜人。

②《千金》：即《备急千金要方》，唐代著名大医孙思邈撰。孙思邈博采群书，汇各家之长，删繁就简，编撰成《备急千金要方》30卷，开篇即著名的《大医精诚》。

③《外台》：即《外台秘要方》，唐代著名医药学家王焘撰。王焘曾任给事中，长期掌管弘文馆图书，得以博览群籍，皆研其总领，核其旨归，编撰成《外台秘要方》40卷。

量同身寸法第一

《千金方》云：尺寸之法，依古者八寸为尺，仍取病者，男左女右，手中指第一节为一寸。亦有长短不定者，即取手大拇指第一节横度为一寸，以意消息，巧拙在人。《外台方》亦同上法。又一云：三寸者，尽一中指也。《圣惠方》云：今取男左女右手中指第二节，内度两横纹相去为一寸。自依此法，疗病多愈。今以此为定穴取寸，石藏用[①]亦用《圣惠方》为准。以蜡纸条子或薄篾，量患人男左女右手中指中节横纹上下相去长短为一寸，谓之同身寸（若屈指节，旁取指侧中节上下两交角相去远近为一寸。若伸指即正取中指自上节下横纹至中节中，从上第二条横纹长者相去远近为一寸。当屈指一寸长短，亦相符合。然人之身手指，或有异者。至于指纹亦各不同，更在此意详度之也。）

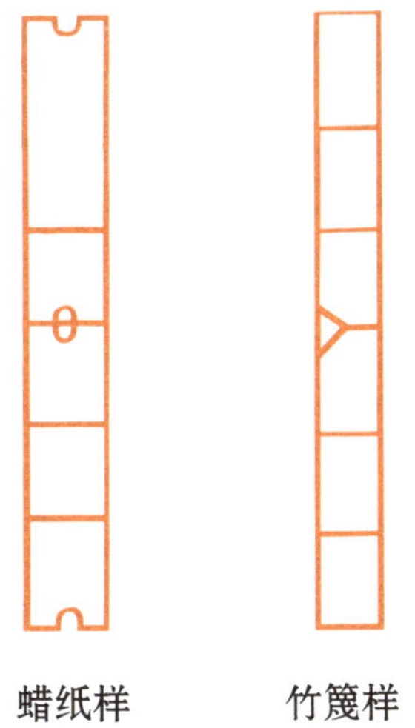

蜡纸样　　竹篾样

此折纸篾与同身寸相等为六寸，逐寸以墨界之，勿令长短，有所出入不同，截断收之，俟以此量灸之。自脊中第四椎下停，分两旁各三寸为膏肓腧，足太阳膀胱经脉气之所发也。

---

① 石藏用：字用之，北宋蜀（今四川）人，京师大医，以医术游于都城，声名甚噪。其治病喜用热药，尝谓："今人禀赋怯薄，故按古方用药多不能愈病。非独人也，金石草木之药亦皆比古力弱，非倍用之不能取效。"藏用善用灸法，尤其擅长灸膏肓俞。

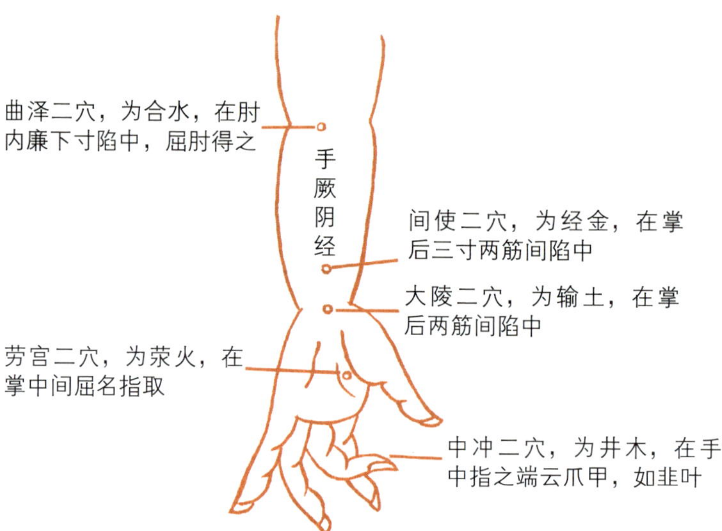
曲泽二穴，为合水，在肘
内廉下寸陷中，屈肘得之
手
厥
阴
经
间使二穴，为经金，在掌
后三寸两筋间陷中
大陵二穴，为输土，在掌
后两筋间陷中
劳宫二穴，为荥火，在
掌中间屈名指取
中冲二穴，为井木，在手
中指之端云爪甲，如韭叶

手厥阴经图

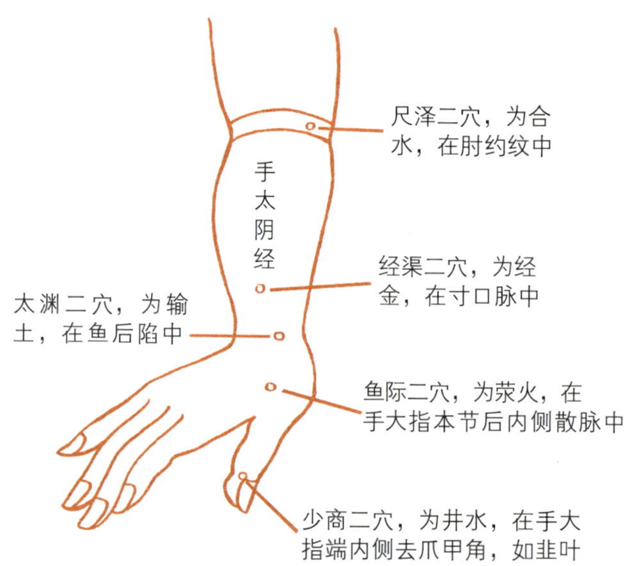
尺泽二穴，为合
水，在肘约纹中
手
太
阴
经
经渠二穴，为经
金，在寸口脉中
太渊二穴，为输
土，在鱼后陷中
鱼际二穴，为荥火，在
手大指本节后内侧散脉中
少商二穴，为井水，在手大
指端内侧去爪甲角，如韭叶

手太阴经图

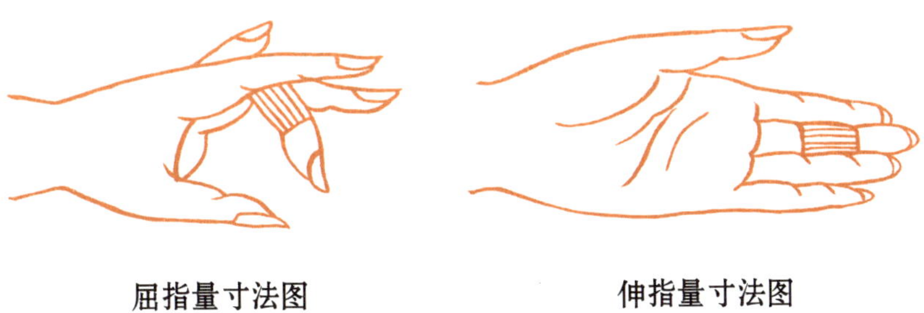

屈指量寸法图　　伸指量寸法图

正坐伸臂法第二

令患人用墩椅正坐，两足平蹋至地，膝与髀股高下俱平，两足相并，足趾前齐，尽脱去上体衣服若不尽脱，则衣袖束臂，不能使胛骨相离，取穴不得。若气怯畏寒，则反着衣，以臂穿袖，令领在胸前颈下，以襟交覆腰间，墨点定穴。灸时更着背心，以带束近穴处，勿令与坐炷下火相碍。曲脊伸臂，以两手按膝上，令中指当膝盖中，两大指紧相并，指头与膝盖骨前齐，微用力直举。腕中勿令斜屈动摇。段彦聪仲谋大夫云：石藏用谓以左手按右膝，右手按左膝，则胛骨开。尝试用其说，则两手相交，腕有高下胛骨亦蹈之，偏侧当止，如旧法以左手按左膝为是。

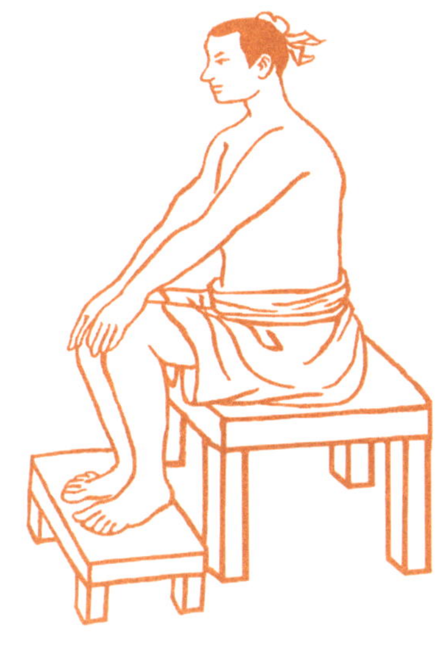

正坐伸臂法第二

揣颤骨定穴高下法第三

令患人正坐，曲脊伸臂。以指揣项后脊骨，自第一颤至第五颤更有大颤，在第一颤上宛宛陷中，非有骨也。有骨处即是第一颤，二字《千金方》古方并作“椎”。王惟一校定《明堂经》改木旁为佳。逐颤以墨点记之，令上下端直分明墨点讫，便以蛤粉浥干，即免有擦动，自第四颤至第五颤，更以蜡纸或篾，此量两颤上下相去远近，折为三分，亦以墨界脊上颤间，取第四颤下二分微多，第五颤上一分微少，用浓墨圈定，此是灸穴。相去六寸之中，以为两穴高下远近之准《千金方》谓穴近第五椎，用准望取之，故谓椎上三分之一也。更量两颤，相去则同身寸一寸三分七厘微缩。有无大段，长短不同，以参合《甲乙经》自大颤至脊骶并二十一颤，共长三尺之法。若颤骨分明，纵有不同，穴以颤数为定。

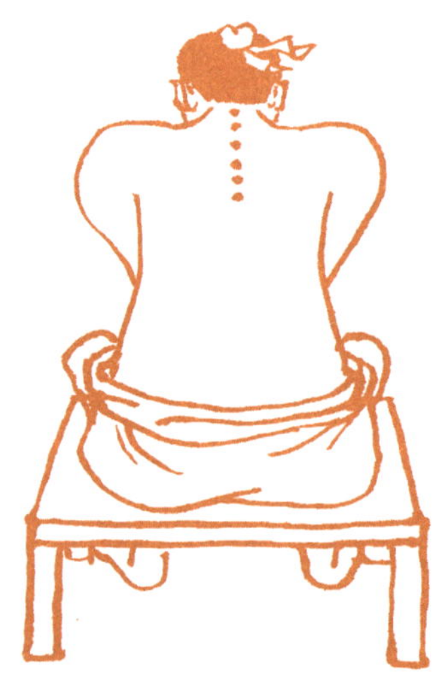

揣颤骨定穴高下法第三

若以大颤至尾骶骨三尺法校之，则令其人平身正立，用劲直杖子，以地比度至脐中心截断，回杖子于背上，当脊骨中杖子尽处，即是第十四颤下，第十五颤上，当中命门穴也。又自命门穴上，以同身寸量一尺三寸五分，即是第四颤下九分七厘，第五颤上四分，其两旁各三寸，乃膏肓腧穴也。若自第一颤比向下，则当同身寸五寸一分有余是也。然人身上下停长短各自不同，大概当以颤骨为定也。王冰注《素问》云：脊节为椎，脊穹为骶。

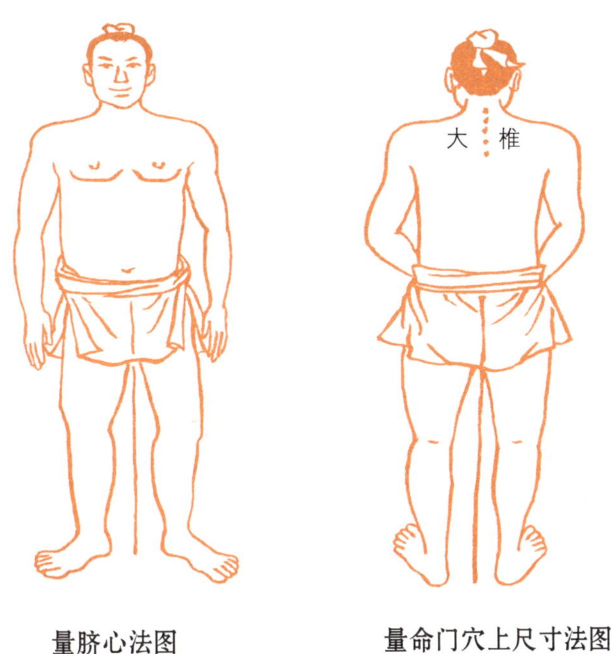

量脐心法图　　量命门穴上尺寸法图

定穴相去远近法第四

用先截量下同身六寸蜡纸或篾，横置脊骨第五颤上中央，墨圈定处。令寸数界尽当墨圈中心两头，平直各三寸，勿令展缩，于纸篾两头尽处，以墨圈之。令圈大小直径三分《千金方》云：黄帝曰，灸不三分，是谓徒灸。炷务大也，小弱炷乃小作，以意商度之。小谓小儿，弱谓虚弱之人也。一半在纸篾头内，一半在纸篾头外，令与脊中第五椎二墨圈定高下处。三圈相直，以为两穴相去远近之准。

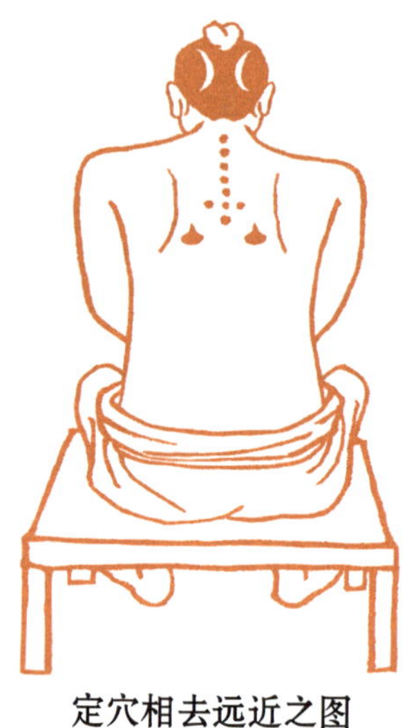

定穴相去远近之图

钩股按穴取平法第五

又用前量同身寸纸篾，自脊中第五顀上中央，墨所圈处，照脊骨端直向下，比量四寸，至第七顀，以墨点记。自墨点却两边向上斜量至灸穴圈中心，使各恰当同身寸之五寸，以为两穴高下平直之准。

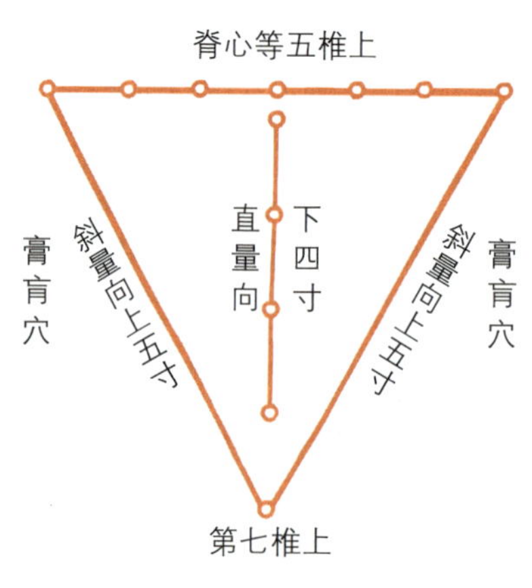

钩股按穴之图

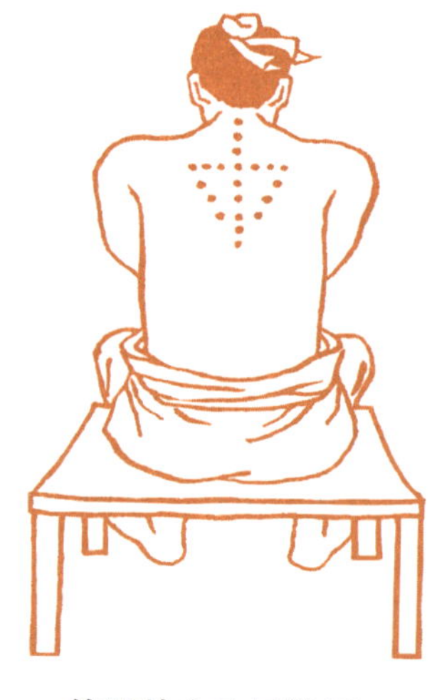

钩股按穴取平法图

参验求穴法第六

令患人平身正坐，自以右手从右肩上住附项，伸指直搭背上，以墨记其中指指头所及处。左手亦然，记之。又以胛骨上角摸索至胛骨下头，其间当有四肋三间其四肋自胛骨横排至脊骨上，用力按摩。如觉隐指，是筋而非骨。《千金方》谓，筋间空处，疑四肋“肋”字为误。而王惟一于《铜人灸经》中，又并改“筋间”为“肋间”，及以右手从右肩上住亦同。《千金翼》改为左肩上住，若以右手搭左肩，则指之所及在第五椎下，去穴甚远，皆非是，当以方为正也。灸穴当三间之中。依胛甲下容侧指许，摩膂肉之表，于筋间空处穴上按之，自觉牵引胸肩中，《千金翼》云：牵引肩中，石藏用人用篦子或筋头按穴欲其坚实，令患人易觉也。及照所圈灸穴，在先记患人指所及处之下，或旁侧指不可及处，以验穴之是非。然指有短长，肤有丰瘦，若相合固善。如不合，即不可以此一端，遂废余法。亦有人胛骨去脊骨相远，过同身寸三寸以上者，即难用脊颇两旁各三寸之法，但求四肋三间之中，依胛骨下容侧指许为穴可也。

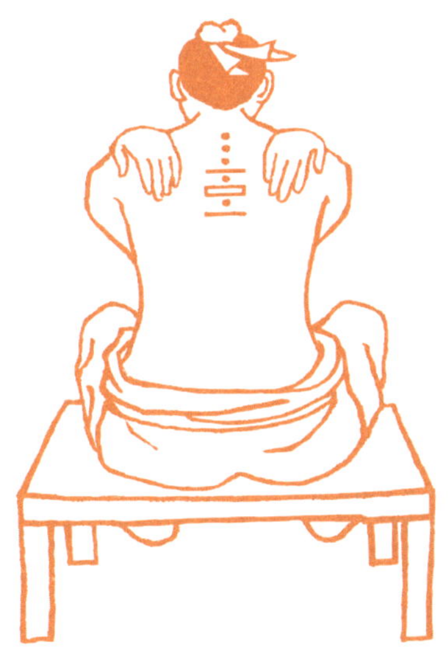

参验求穴法图

坐点坐灸法第七

坐炷下火时，令患人一依点穴时，正坐伸臂，头、项、肩、背、手、足、腕、膝不得少有攲侧，伸缩改易。即及臂中举按用力轻重，亦常令匀。若一事稍异于前，胛骨便辄相近，覆闭灸穴艾炷，即在骨上；或胛骨开而相远，动争寸余，火气不入穴窍，徒受苦楚，无所益也。若不失其穴，灸至数壮，觉胛骨中通热而不甚痛，意自快畅石用之云：当觉臂中习习然也。至数十壮后，或若腕中酸辛，若以机支，或用软帛于肘上腕中连束二臂，令缓急得所，亦能少助。盖手欲按而臂欲举，故腕中费力，或少休顷刻亦无害，但要安顿身体四肢一如前耳。如日灸五十壮，累至数百为佳。《千金方》云：灸六百壮，至千壮，当觉气下砻砻然如流水状，亦当有所下，其治疾之效甚众且敏有上气喘喘，即时平减者，有妇人经候不通已八月，灸两日而下者，如此之类甚多。穴至在上而最能下气，非他穴药石之比，而又无所不治，有疾者留意焉。

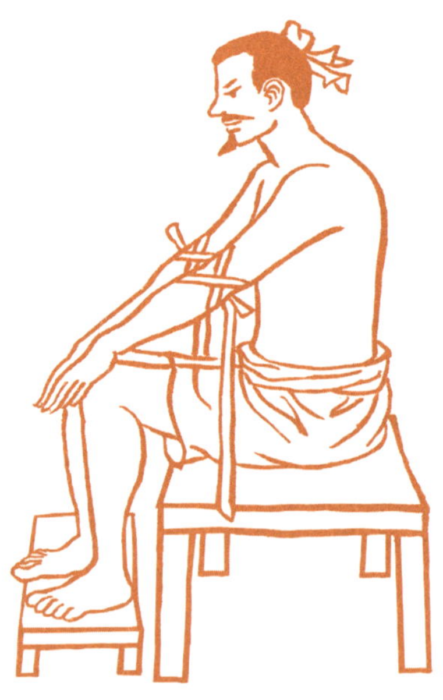

坐点坐灸法图

石用之取穴别法第八

石藏用，字用之，京师大医也。其治疗方术一从古法，亦多为人灸此穴。

其取穴法：令患人床榻上，盘膝正坐，随人之肥瘠大小，置栲栳[①]或垫枕之类，以衾絮冒之，令两臂相交，平伏其上，余亦相同。乃用《千金方》不能久坐，伸臂使伏衣袱上之意也。其用坚物云，欲大小高下常定，胜于衣袱。但臂之伸屈，与古异耳。其治皆效。

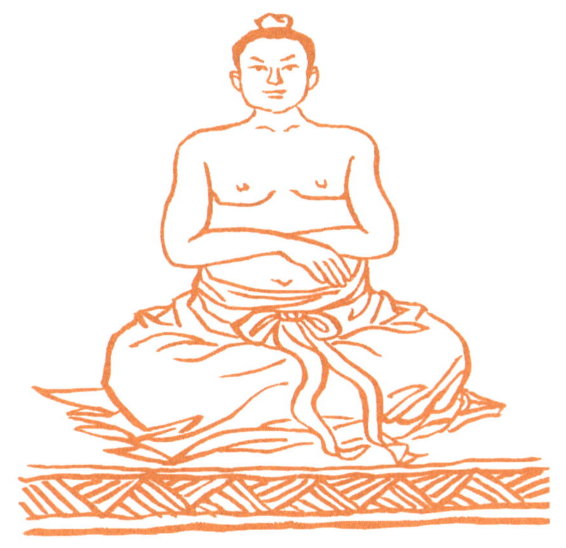

石藏用取穴别法图

盖医者，意也，随事增损，初无定方。孙真人笑秦缓之拙，不能求得此穴，但知针药之不及，不知火气之能彻，则求之浸巧，是不为过也。

绍兴已未岁，余守武昌时，总领邵户部玉云：少时病瘵，得泉州僧为灸膏肓，令伏于栲栳上，僧以指节极力按寻其穴，令病者觉中指麻乃是穴。若指不麻，或虽麻而非中指者，皆非也。已而求得之，遂一灸而愈。壬戌四月，增记于此。

① 栲栳：一种用竹篾或柳条制作的容器，可以两臂合抱，在此用于固定身形。

叶潘等取穴别法第九

叶余庆[①]，字元善，平江人。自云：尝病瘵疾，其居对桥，而行不能度。有僧为之灸膏肓穴，得百壮。后二日，即能行数里，登降皆不倦，自是康强。

其取穴法：但并足垂手，正身直立，勿令俯仰，取第四椎下两旁同身寸各三寸。

灸时以软物枕头覆面卧，垂手附身，或临时置身，取安便而已。其转为人灸，亦用此法，云皆有功。然与昔人取穴之法甚略，又与《千金方》立点则立灸之说不合，欧阳典世行之，陈了翁[②]莹中婿也，了翁得无为张济[③]针术，其求穴尤妙，尝为行之灸膏肓腧，故痕可见，以叶所言，校之叶穴微下，盖脊有曲直之殊，不能无少异也。

又常熟县医工潘琪[④]云：渠传之于师。取穴之法：正坐曲脊，并足而仰两手，令大指与脐，屈肘当髀股上亦自是。其说虽与《千金方》伸臂令正直之法不同，然比立点则近古矣。

又衢州开化县，普鉴院僧仲闻，得取穴二法：其一正坐竖立，两膝当乳，以两臂还抱，屈手向膝，以左手头指以指捏左膝眼，右手指亦然，于背上数椎骨量穴，依此坐灸。

又法：正坐立膝，同上以臂贴膝外，直伸向足，竖两手相背，以二头指向身，手捏两足大趾头歧间，余亦如上。其比同身寸只用伸指法，似亦可用。今俱存之，不特以备见闻之博。且使后人较其短长知所适从，不为异端所惑心。

---

①叶余庆：字元善，平江（今江苏苏州）人。

②陈了翁：陈瓘（1057—1122），字莹中，号了翁，沙县（今福建沙县）人。北宗元丰二年（1079）进士，曾任太学博士、左司谏等职。了翁得无为张济传承，善于求穴。

③张济：无为，今属安徽省，宋朝置无为军。张济得异人秘授，精通医道，善针灸，尤善求穴。《邵氏闻见后录》：“无为军医张济，善用针，得诀于异人，云能解人而视其经络，则无不精……凡视一百七十人，以行针无不立验。”陈莹中曾为之作传。

④潘琪：宋代，琴川（今江苏常熟）人。善医，尤精通灸膏肓穴，能起大疾。其弟子清源庄绰得其真传，著《灸膏肓腧穴法》，书中提到了师父潘琪。

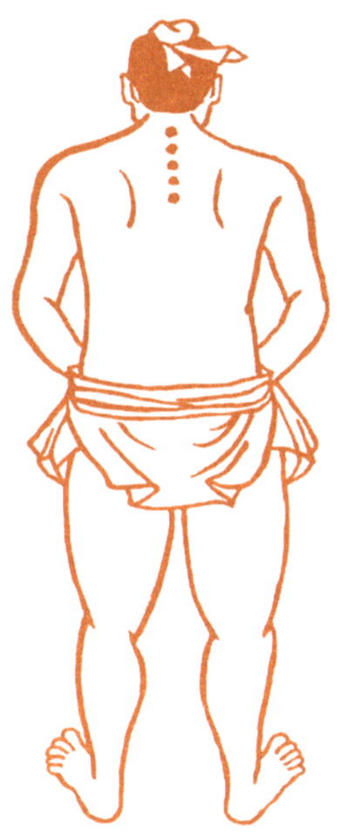

叶元善取穴法图

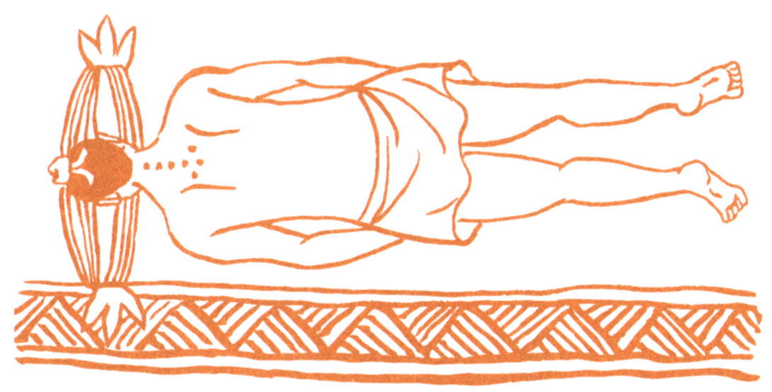

叶元善卧灸取穴法图

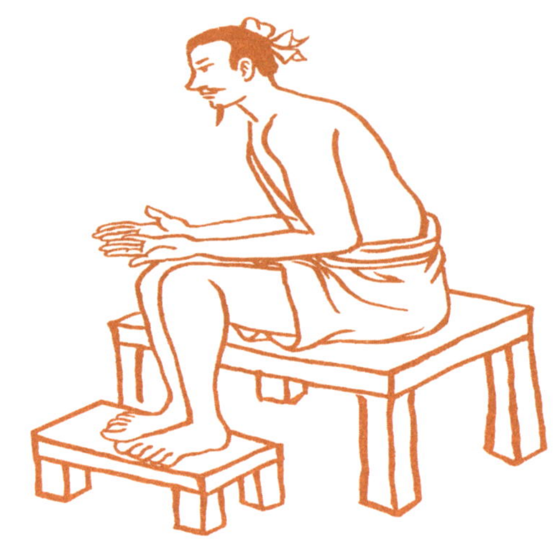

潘琪仰手屈肘取穴图

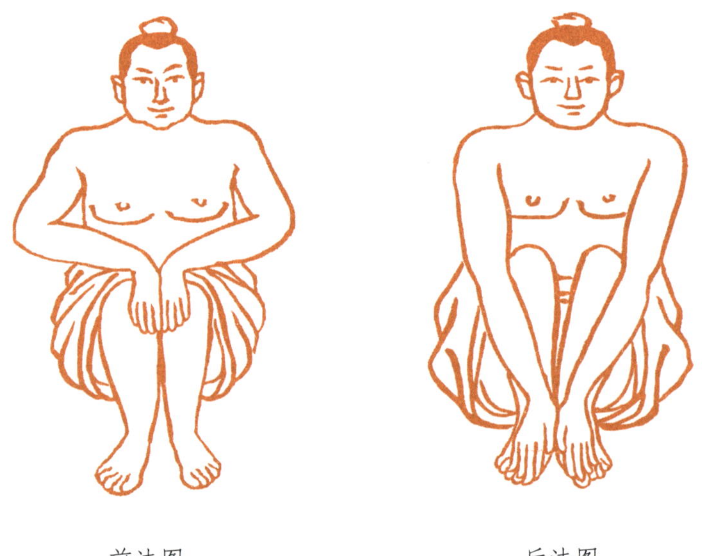

僧仲闻取穴图

灸讫补养法第十

孙真人云：此穴灸讫，令人阳气康盛，当消息以自补养，取身体平复。其补养之道，宜食温软羹饭，毋令太饱，及饮啖生冷、油腻、黏滑、鹅、猪、鱼、虾、笋、蕨、其他动气发风之物，并触冒风寒暑湿；勿以阳气乍盛辄犯房室。如觉气壅，可灸脐下气海、丹田、关元、中极四穴中一穴；又当灸足三里，引火气以实下。随病深浅，加以岁月将息，则可保平复。不然，是犹倚一木以支大厦之倾，又发而去之，其终从晋侯之归，非灸之罪也。

跋

余自许昌遭金狄之难，忧劳危难，冲冒寒暑，过此东下。丁未八月，抵泗滨，感痎疟。既至琴川，为医妄治，荣卫衰耗，明年春末，尚苦胕肿腹胀，气促不能食，而大便利，身重足痿，杖而后起。得陈了翁家专为灸膏肓腧，自丁亥至癸巳，积三百壮。灸之次日，既胸中气平，肿胀俱损，利止而食进。甲午已能肩舆出谒，后再报之，仍得百壮，自是疾证浸减，以至康宁。

时亲旧间见此殊功，灸者数人，宿痾皆除。孙真人谓：若能用心方便，求得其穴而灸之，无疾不愈，信不虚也。因考医经同异，参以诸家之说，及所亲试，自量寸以至补养之法，分为十篇，并绘身指屈伸坐立之像图于逐篇之后。令览之者，易解而无徒冤之失。亦使真人求穴济众之仁，益广于天下也。

建炎二年二月十二日

都总管同干办公事赐绯鱼袋 庄绰记

第三章 经典灸法辑要

第一节　灸法经典论膏肓

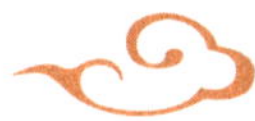

经典灸法的传承皆源自典籍，《素问》《灵枢》《针灸甲乙经》多有记载。历史上善用灸法的医家甚多，黄帝、扁鹊、葛洪、孙思邈、窦材，以及明代李言闻、李时珍父子等皆擅此道。

灸法不仅用于养生，在治疗、康复乃至急救中都着重要的作用，明代《医学入门》曰："药之不及，针之不到，必须灸之。"人们常说的病入膏肓，是形容病势危重，难以疗愈。早在唐代典籍中即有灸膏肓的记载。

一、《西方子明堂灸经》[①] 论灸膏肓腧

《西方子明堂灸经》曰："膏肓腧二穴，其取穴法有孙思邈、王惟一、石用之、叶善、潘琪、僧仲之，或用钩股，或抱栲栳，或坐或卧，或立或起，或坐而仰手曲肘，或坐而伸臂，或揣椎骨定高下，或量脐心，或量命门，或坐点坐灸，各有所长，终而终未明大法。以予平昔用此数，十取十，百取百，一一无差者。各各取之，按其穴须得病人中指麻木，则灸无不取效。

其要法：在第四椎下、第五椎上，各去脊三寸宛宛中，此穴无所不治。主羸瘦虚损，梦中失精，上气咳逆，狂惑。此二穴各一处灸六百壮，多至一千壮。当觉下气砻砻然如流水状，当有所下出，若无停痰宿疾，则无所下。灸讫后，令人阳气康强。"

① 《西方子明堂灸经》：又名《新编西方子明堂灸经》，成书于早代南宗初期，《四库全书总目提要》曰："《明堂灸经》八卷，题曰西方子撰，不知何许人。"有学者认为西方子，即庄绰。

二、《灵枢》论灸膏肓

《灵枢·九针十二原》曰："膏之原，出于鸠尾，鸠尾一，肓之原，出于脖胦，脖胦一。"脖胦者，气海穴。

《灵枢》："胸中大俞在杼骨之端，肺俞在三焦之间[①]，心俞在五焦之间，膈俞在七焦之间，肝俞在九焦之间，脾俞在十一焦之间，肾俞在十四焦之间，皆挟脊相去三寸所，则欲得而验之，按其处，应在中而痛解，乃其俞也。

灸之则可，刺之则不可。气盛则泻之。以火补者，毋吹其火，须自灭也。以火泻者，疾吹其火，傅其火，须其火灭也。"

三、《医宗金鉴》论灸膏肓

《医宗金鉴·刺灸心法要诀》曰："膏肓一穴灸劳伤，百损诸虚无不良，此穴禁针唯宜灸，千金百壮效非常。

又云：以予平昔用此数，十取十，百取百，一一无差者。各各取之，按其穴须得病人中指麻木，则灸无不取效。其要法，在第四椎下、第五椎上，各去脊三寸宛宛中，此穴无所不治。

主羸瘦虚损，梦中失精，上气咳逆，狂惑。此二穴各一处灸六百壮，多至一千壮。当觉下气砻砻然，如流水状，当有所下出，若无停痰宿疾，则无所下。灸讫后，令人阳气康强。"长年累月五劳七伤，积聚膏肓，膏肓针所不到，药所不及，谓病入膏肓。"灸膏肓法"在各种《灸经》中都单列一法。《针灸大全》曰："膏肓岂止治百病，灸得精良病俱愈。"是单指膏肓，膏肓二穴藏在肩胛骨内，若灸膏肓，两臂要环抱一物，使肩胛骨往两侧游离，露出膏肓二穴。

四、《学古诊则》论四花灸法

《学古诊则》曰："令病人正坐，勿摇，先取膏肓穴，点定，以墨记之；次用线头尾挂一小钱，以线头向前，按贴大椎上，其线尾引至左乳膻中穴处叩

① 三焦之间：焦，即椎，三焦之间，即第三椎之间。《素问·血气形志》王冰注引作"椎之傍"，下同。

定，却移线向后，当记结喉，其线尾到脊中，两乳相对，点定中心，以墨记之，准左右上下各二寸是穴。

灸主传尸劳瘵。日取四绝[①]历准未来，此偶复偶者。”

① 日取四绝：指选择的时日为四绝日，即立春、立夏、立秋、立冬的前一日，为冬绝、春绝、夏绝和秋绝，此四日称为四绝日。

第二节 黄帝灸法

《黄帝灸法》是宋代窦材在《扁鹊心书》里提出的,《黄帝灸法》亦散见于历代医书，集中于《素问》《灵枢》《针灸甲乙经》和《黄帝明堂灸经》等针灸医学专著中。《黄帝灸法》是窦材最为推崇的灸法，谓之“黄帝正法”。“黄帝灸杂病方”亦出自《扁鹊心书》，黄帝正法中所说灸命关和“灸脐下”即是灸关元穴。

一、黄帝灸寒热法

灸寒热之法，先灸大椎，以年为壮数；次灸橛骨[①]，以年为壮；视背俞陷者灸之，举臂肩上陷者灸之，两季胁之间灸之，外踝上绝骨之端灸之，足小指(趾)、次指间灸之，腨下陷脉灸之，外踝后灸之，缺盆骨上切之坚痛如筋者灸之，膺中陷骨间灸之，掌束骨下灸之，脐下关元三寸灸之，毛际动脉灸之，膝下三寸分间灸之，足阳明跗上动脉灸之，颠上一灸之。犬所啮之处灸之三壮，即以犬伤病法灸之，凡当灸二十九处。伤食灸之，不已者，必视其经之过于阳者，数刺其腧而药之。(《素问·骨空论》)

二、艾火驱寒

灸焫具有不可替代的功效，尤其是阴阳皆虚，寒气入内，须用艾火。《灵枢·官能》曰:“针所不为，灸之所宜。上气不足，推而扬之；下气不足，积而从之；阴阳皆虚，火自当之。厥而甚寒，骨廉陷下，寒过于膝，下陵三里。

① 橛骨：即尾骶骨，此处有尾闾穴。

阴络所过，得之留止。寒入于中，推而行之；经陷下者，火则当之；结络坚紧，火所治之。”指针药到不了的虚损部位和病灶，针刺已不起作用，用艾火灼最为适宜。艾焫不同于针、砭、导引、按跷等中医外治法，艾焫可以借助于“艾火”的性味补益、驱寒。

三、杂合而治

《黄帝内经》倡导杂合而治，不认可一法可以治百病。《灵枢》曰：“形苦志乐，病生于脉，治之以灸刺。形苦志乐，病生于筋，治之以熨引。”书中提到治脉病可以灸焫和针刺合治，治筋病灸熨和导引合治。

又曰：“明目者，可使视色。聪耳者，可使听音。捷疾辞语者，可使专论语。徐而安静，手巧而心审谛者，可使行针艾，理血气而调诸逆顺，察阴阳而兼诸方。缓节柔筋而心和调者，可使导引行气。”

又曰：“黄帝曰：余受九针于夫子，而私览于诸方，或有导引行气，跷摩、灸熨、刺焫、饮药之一者，可独守耶。”

《灵枢》曰：“论虚而至陷下，温补无功，借冰台以起陷下之阳耳。”对于身体虚损下陷者，仅仅是靠食补已经没有功效了，要借助于灸焫来温经通络，补虚起陷下。对证下药，轻者可先用灸法，重者要配合针药，调动患者自身的能量，还要配合导引按跷，杂合而治里应外合更为有效。

四、黄帝正法

1. 灸命关

久患脾疟，灸命关五百壮。

黄黑疸，灸命关二百壮。

2. 灸命关、关元

妇人产后腹胀水肿，灸命关百壮、脐下（关元）三百壮。

臌胀，此病之源，与水肿同，皆因脾气虚衰而致，或因他病攻损胃气致难运化，而肿大如鼓也。

病本易治，皆由方书多用利药，病人又喜于速效，以致轻者变重，重者变危，甚致害人。

黄帝正法：先灸命关百壮，固住脾气，灸至五十壮，便觉小便长，气下降。再灸关元三百壮，以保肾气，五日内便安。

第三节　扁鹊灸法

扁鹊灸法，出自窦材撰《扁鹊心书》。

一、灸肾俞

肾俞二穴，在十四椎两旁各开一寸五分。

凡一切大病于此灸二三百壮。

盖肾为一身之根蒂，头风失音，手足不遂，大风癞疾。

二、灸三里

三里二穴，在膝眼下三寸，骱骨外筋内宛中，举足取之。

治两目䀮䀮不能视远，及腰膝沉重，行步乏力，此证须灸中脘、脐下，待灸疮发过，方灸此穴，以出热气自愈。

三、灸承山

承山二穴，在腿肚下，挺脚指取之。

治脚气重，行步少力。

四、灸涌泉

涌泉二穴，在足心宛宛中。

治远年脚气肿痛，或脚心连胫骨痛，或下粗腿肿，沉重少力，可灸此穴五十壮。

五、灸脑空

脑空二穴，在耳尖角上，排三指尽处。

治偏头痛，眼欲失明，灸此穴七壮自愈。

六、灸目明

目明二穴，在口面骨二瞳子上，入发际。

治太阳连脑痛，灸三十壮。

七、灸腰俞

腰俞一穴，在脊骨二十一椎下。

治久患风腰疼，灸五十壮。

八、灸前顶

前顶二穴，在鼻上，入发际三寸五分。

治颠顶痛，两眼失明。

第四节　葛洪灸法

葛洪灸法，出自晋代葛洪[①]撰《肘后备急方》。《肘后备急方》的很多灸法和艾叶入药急救方，被明代大医药学家李时珍收录入《本草纲目》艾叶条。

一、灸霍乱

《肘后备急方·治卒霍乱诸急方》曰："卒得霍乱，先腹痛者，灸脐上十四壮，名太仓，在心厌下四寸更度之。"

《肘后备急方·治卒霍乱诸急方》曰："先洞下者，灸脐边一寸，男左女右，十四壮，甚者至三十、四十壮，名大肠幕洞者，宜泻洞泻，泄泻过甚，乃至空洞无物，属虚证。"

《肘后备急方·治卒霍乱诸急方》曰："先吐者，灸心下一寸，十四壮。又并治痢不止，上气，灸五十壮，名巨阙，正心厌尖头下一寸是也。"

《肘后备急方·治卒霍乱诸急方》曰："先手足逆冷者，灸两足内踝上一尖骨是也，两足各七壮。不愈加数，名三阴交，在内踝尖上三寸是也先灸左足，后灸右足。"

二、灸转筋

《肘后备急方·治卒霍乱诸急方》曰："转筋者，灸厥心当拇指大聚筋上，

① 葛洪：生卒年 284—364 年，字稚川，号抱朴子。葛玄之从孙，东晋大医药学家、炼丹家，丹阳句容人（江苏句容），撰《肘后备急方》。该书集中记载了艾灸法治卒霍乱，对霍乱的病因做了如下论述："凡所以得霍乱者，多起饮食或生冷杂物，以肥腻酒脍而当风履湿，薄衣露坐或夜卧失覆之所致。"

六七壮，名涌泉，又灸足大指下约中一壮，神验。

又方：灸大指上爪甲际，七壮。”

《肘后备急方·治卒霍乱诸急方》曰：“转筋入腹痛者，令四人捉手，灸脐左二寸，十四壮。灸股中大筋上去阴一寸。”

三、灸干呕

《肘后备急方·治卒霍乱诸急方》曰：“干呕者，灸手腕后三寸，两筋间是左右，各七壮。名间使。若正厥呕绝，灸之便通。”

第五节　孙思邈灸法

孙思邈灸法，引自孙思邈著《备急千金要方·灸例》。

一、定尺寸

凡孔穴在身，皆是脏腑荣卫血脉流通，表里往来各有所主，临时救难，必在审详。人有老少，体有长短，肤有肥瘦，皆须精思商量，准而折之，无得一概，致有差失。其尺寸之法，依古者八寸为尺，仍取病者，男左女右，手中指上，第一节为一寸。以意消息，巧拙在人。其言一失者，以四指为一夫，又以肌肉纹理节解缝会宛陷之中，及以手按之，病者快然。如此仔细安详用心者，乃能得之耳。

凡经云：横三间寸者，则是三灸两间，一寸有三灸，灸有三分。三壮之处即为一寸。黄帝曰：灸不三分，是谓徒冤。炷务大也，小弱炷乃小作之，以意商量。（唐·孙思邈《备急千金要方·灸例》）

二、点灸法

凡点灸法，皆须平直，四体勿使倾侧，灸时孔穴不正，无益于事，徒破好肉耳。若坐点则坐灸之，立点则立灸之，反此亦不得其穴矣。（唐·孙思邈《备急千金要方·灸例》）

三、壮数

凡言壮数者，若丁壮遇病，病根深笃者，可倍于方数。其人老小羸弱者，可复减半。依《扁鹊灸法》，有至五百壮、千壮，皆临时消息之。《明堂本经》云：针入六分，灸三壮，更无余论。《曹氏灸法》有百壮者，有五十壮者。《小品》诸方亦皆有此。仍须准病轻重以行之，不可胶柱守株。

凡新生儿七日以上，周年以还，不过七壮，炷如雀屎大。（唐·孙思邈《备急千金要方·灸例》）

四、艾灸顺序

凡灸，当先阳后阴，言：从头向左而渐下，次后从头向右而渐下，先上后下，皆以日正午以后，乃可下火灸之，时谓阴气未至，灸无不着。午前，平旦谷气虚，令人癫眩，不可针灸也，慎之。其大法如此，卒急者不可用此例。（唐·孙思邈《备急千金要方·灸例》）

五、艾灸生熟法

灸之生熟法：腰以上为上部，腰以下为下部；外为阳部荣，内为阴部卫，故脏腑周流，名曰经络。是故丈夫四十以上气在腰，老妪四十以上气在乳。是以丈夫先衰于下，妇人先衰于上，灸之生熟，亦宜撙而节之，法当随病迁变。

大法：外气务生，内气务熟，其余随宜耳。

头者，身之元首，人神之所法，气口精明，三百六十五络皆归于头。头者，诸阳之会也，故头病必宜审之。灸其穴不得乱，灸过多伤神，或使阳精玄熟，令阴魄再卒，是以灸头正得满百。

脊背者，是体之横梁，五脏之所系着，太阳之会合。阴阳动发，冷热成疾，灸太过熟，大害人也。

臂脚手足者，人之支干，其神系于五脏六腑，随血脉出，能远近采物，临深履薄，养于诸经。其地狭浅，故灸宜少，灸过多即内神不得入，精神闭塞，痞滞不仁，即臂不举。故四肢之灸，不宜太熟也。

然腹脏之内为性，贪于五味，无厌成疾，风塞结痼，水谷不消，宜当熟之。然大杼、脊中、肾俞、膀胱八髎，可至二百壮。

心主手足太阴，可至六七十壮。三里、太溪、太冲、阴阳二陵泉、上下二廉，可至百壮。腹上下脘、中脘、太仓、关元，可至百壮。

若病重者，皆当三报之，乃愈病耳。

若治诸沉结寒冷病，莫若灸之宜熟。

若治诸阴阳风者，身热脉大者，以锋针刺之，间日一报之。

若治诸邪风鬼注，痛处少气，以毫针去之，随病轻重用之。表针内药，随时用之，消息将之，与天同心，百年永安，终无横病。此要略说，非贤勿传秘之。

六、灸之生熟

头、面、目、咽，灸之最欲生少；手臂四肢，灸之欲须小熟，亦不宜多；胸、背、腹灸之尤宜大熟；其腰、脊欲须少生。

大体皆须以意商量，临时迁改，应机千变万化，难以一准耳。其温病随所着而灸之，可百壮余，少至九十壮。大杼、胃脘可五十壮。手心主、手足太阳可五十壮。三里、曲池、太冲，可百壮，皆三报之，乃可愈耳。风劳沉重，九部尽病，及毒瓦斯为疾者，不过五十壮，亦宜三报之。

若攻脏腑或心腹痛者，亦宜百壮。若卒暴病鬼魅所着者，灸头面、四肢，宜多灸，腹、背宜少，其多不过五十壮，其少不减三、五、七、九壮。

凡阴阳濡风，口㖞僻者，不过三十壮，三日一报，报如前。微者三报，重者九报，此风气濡微细入，故宜缓火温气，推排渐抽以除耳。

若卒暴催迫，则流行细入成痼疾，不可愈也。故宜缓火。

凡诸虚疾，水谷沉结流离者，当灸腹背，宜多而不可过百壮。

大凡人有卒暴得风，或中时气，凡百所苦，皆须急灸疗，慎勿忍之停滞也。若旺相者，可得无他，不尔，渐久后皆难愈。深宜知此一条。

凡入吴蜀地游官，体上常须三两处灸之，勿令疮暂瘥，则瘴疠瘟疟、毒瓦斯不能着人也。故吴蜀多行灸法。

有阿是之法，言人有病痛，即令捏其上，若果当其处，不问孔穴，即得便快成痛处，即云：阿是。灸刺皆验，故曰阿是穴也。（唐・孙思邈《备急千金要方・灸例》）

第六节　窦材灸法

窦材，出身于医学世家，其祖上四代以医为业。早年任开州巡检，迁武翼郎，曾任太医院太医。窦材初学张仲景、王叔和、孙思邈、孙兆、初虞世、朱肱之书，自谓“医之理尽矣”。但是为人治病，小病则愈，大病多不效，每怅学业不精。后遇关中老医，事师三载，所学与《黄帝内经》尽合，谓得“扁鹊心法”，撰《扁鹊心书》3卷。窦材于灸法尤有心得。嗣后，行医以救己之心推以救人。所谓见身说法，其言诚真，其心诚切，其论诚千古不磨之论，无如天下之不信何。窦材治病救人，看重保住患者的元气，绝对不会采用愚蠢的“治驼背法”只看到病而忽视了命，故窦材认为“宝命全形”和“修己治人”是黄帝医经之心法，治必温补肾气，充实脾气，升阳消阴。灸命关穴和关元穴是窦材的绝招。命关穴，在天溪穴下一寸六分。窦材说：“此穴属脾，又名食窦穴，能接脾脏真气，治三十六种脾病。”窦材灸关元穴固本培元，先生善用此二穴。窦材善用灸法和丹药治验无数疑难杂症，灸药并用是其特点。《扁鹊心书》中卷和下卷有大量医案，医案后面括号内的“参论”是清代钱塘人胡珏写的。

窦材在《扁鹊心书》中除了大力提倡使用灸法外，还对历史上出现重“汤液”轻“针灸”的大医家们提出了批评，如张仲景、孙思邈、刘河间等，他说：“孙思邈早年亦毁灸法，逮晚年方信。”又说：“仲景毁灸法云：火气虽微，内攻有力，焦骨伤筋，血难复也。余观亘古迄今，何尝有灸伤筋骨而死者！彼盖不知灸法之妙故尔。”窦材感叹很多患者喜欢服药而怕灸，谓“怕痛不怕死”，故艾灸作为救命之法也无用武之地。

窦材灸法，均出自《扁鹊心书》，先生提出保命之法“灼艾第一”。又曰大病宜灸：“医之治病用灸，如煮菜需薪，今人不能治大病，良由不知针艾故也。世有百余种大病，不用灸艾、丹药，如何救得性命，劫得病回？如伤寒、疽疮、劳瘵、中风、肿胀、泄泻、久痢、喉痹、小儿急慢惊风、痘疹黑陷等证。若灸迟，真气已脱，虽灸亦无用矣；若能早灸，自然阳气不绝，性命坚牢。又世俗用灸，不过三五十壮，殊不知去小疾则愈，驻命根则难。故《铜人针灸图经》云：凡大病宜灸脐下五百壮。补接真气，即此法也。若去风邪四肢小疾，不过三、五、七壮而已。”

一、灸中风

中风，称急性脑血管意外、脑卒中。患者以口眼㖞斜、半身不遂、语言謇涩，甚则突然意识丧失为临床主症。本病起病急骤，往往在短时间内脑部损害症状达到高峰，如患者幸存，则神经功能恢复缓慢。

此病皆因房事、六欲、七情所伤，脏腑阴阳失调，肝肾阴虚，肝阳上亢，或食饮不节，起居无常等。体内正气虚损，为风邪所乘，客于五脏之俞，则为中风偏枯等证。若中脾胃之俞，则右手足不用；中心肝之俞，则左手足不用。大抵能任用，但少力麻痹者为轻，能举而不能用者稍轻，全不能举动者最重。邪气入脏则废九窍，甚者卒中而死；入腑则坏四肢，或有可愈者。

1. 灸治中风法

《扁鹊心书·大病宜灸》：“先灸关元五百壮，五日便安。次服保元丹一二斤，以壮元气。再服八仙丹、八风汤则终身不发。

若不灸脐下，不服丹药，虽愈不过三五年，再作必死。然此证最忌汗、吐、下，损其元气必死。”

又法：“中风病，方书灸百会、肩井、曲池、三里等穴多不效，此非黄帝正法。灸关元五百壮，百发百中。”

又法：“中风失音乃肺肾气损，金水不生，灸关元五百壮。”

2. 灸头风

《扁鹊心书·大病宜灸》:“火灸，大有奇功。昔曹操患头风，华佗针之，应手而愈，后佗死复发。若于针处灸五十壮，永不再发。

或曰：人之皮肉最嫩，五百之壮，岂不焦枯皮肉乎？曰：否。已死之人，灸二三十壮，其肉便焦，无血荣养故也。若真气未脱之人，自然气血流行，荣卫环绕，虽灸千壮，何焦烂之有哉。故治病必先别其死生，若真气已脱，虽灸亦无用矣。唯是膏粱之人，不能忍耐痛楚，当服睡圣散，即昏不知痛，其睡圣散余自用灸膝神效，放心服之，断不误人。”

3. 灸中风半身不遂

《扁鹊心书》曰:“中风半身不遂，语言謇涩，乃肾气虚损也，灸关元五百壮。”

4. 灸中风人气虚中满

《扁鹊心书》曰:“此由脾肾虚惫不能运化，故心腹胀满，又气不足，故行动则胸高而喘。切不可服利气及通快药，令人气愈虚，传为脾病，不可救矣。”

治法:“重者，灸命关、关元二百壮。”

5. 灸口眼㖞斜

《扁鹊心书》曰:“贼风入耳，口眼㖞斜，随左右灸地仓穴五十壮，或二七壮。”

又曰:“口眼𥇆斜此因贼风入舍于阳明之经，其脉挟口环唇，遇风气则经脉牵急，又风入手太阳经亦有此证。

治法：当灸地仓穴二十壮，艾炷如小麦粒大。左㖞灸左，右㖞灸右，后服八风散、三五七散，一月全安。此证非中风兼证之口眼㖞斜，乃身无他苦而单现此者，是贼风之客也，然有筋脉之异，伤筋则痛，伤脉则无痛，稍有差别，治法相同。”

二、灸膏肓病

《扁鹊心书》曰:“人因七情六欲，形寒饮冷，损伤肺气，令人咳嗽，胸膈不利，恶寒作热，可服全真丹。若服冷药，则重伤肺气，令人胸膈痞闷，昏迷上奔，口中吐冷水，如含冰雪，四肢困倦，饮食渐减，此乃冷气入于肺中，侵于膏肓，亦名冷劳。先服金液丹，除其寒气，再用姜附汤十日可愈，或服五膈散、撮气散，去肺中冷气。”

治法：“重者，灸中府三百壮可愈。”

灸肺寒胸膈胀

《扁鹊心书》曰：“肺寒胸膈胀，时吐酸，逆气上攻，食已作饱，困倦无力，口中如含冰雪，此名冷劳，又名膏肓病。乃冷物伤肺，反服凉药，损其肺气。灸中府二穴各二百壮。”

三、灸伤寒

窦材灸疾主要取关元穴和命关穴，先生说：“伤寒唯此二证害人甚速，仲景只以舌干口燥为少阴，腹满自利为太阴，余皆归入阳证条中，故致害人。然此二证若不早灸关元以救肾气，灸命关以固脾气，则难保性命。盖脾肾为人一身之根蒂，不可不早图也。”

《扁鹊心书·伤寒》曰：“六脉紧大，或弦细，不呻吟，多睡，耳聋，足趾冷，肢节痛，发黄，身生赤黑靥，时发噫气，皆阴也。

灸关元三百壮，服金液丹、姜附汤，过十日半月，出汗而愈。若不早灸，反与凉药者，死。

若吐逆而心下痞，灸中脘五十壮。”

又曰：“六脉沉细，发厥而死，急灸关元，乃可复生。”

又曰：“若果发昏厥，两目枯陷不能升者，急灸中脘五十壮，渐渐省人事，手足温者生，否则死。”

又曰：“少阴君火内属于肾，其脉弦大，外证肢节不痛，不呻吟，但好睡，足趾冷，耳聋，口干，多痰唾，身生赤黑靥，时发噫气，身重如山，烦躁不止。急灸关元三百壮。”

1. 伤寒谵语

《扁鹊心书·伤寒》曰："凡伤寒谵语，属少阴，仲景属阳明误也。阳明内热必发狂，今只谵语，故为少阴。仲景皆指神虚，未尝不属少阴也。急灸关元三百壮，若灸后，仍不止者死。"

2. 伤寒劳复

《扁鹊心书·劳复》曰："伤寒瘥后，饮食、起居、劳动则复发热。其候头痛、身热、烦躁，或腹疼，脉浮而紧，此劳复也。服平胃散、分气丸，汗出而愈。若连服三四次不除者，此元气大虚故也，灸中脘五十壮。"

3. 肺伤寒

《扁鹊心书·肺伤寒》曰："伤寒一证，方书多不载，误人甚多，与少阴证同，但不出汗而愈，每发于正二腊月间，亦头疼，肢节痛，发热恶寒，咳嗽脉紧，与伤寒略同，但多咳嗽耳。不宜汗，服姜附汤，三日而愈。若素虚之人，邪气深入则昏睡谵语，足指冷，脉浮紧，乃死证也。

急灸关元三百壮，可生，不灸必死，服凉药亦死，盖非药可疗也。"

4. 灸伤寒

《扁鹊心书》曰："伤寒唯此二证害人甚速，然此二证若不早灸关元以救肾气，灸命关以固脾气，则难保性命。盖脾、肾为人一身之根蒂，不可不早图也。"

5. 灸阴毒

《扁鹊心书·阴毒》曰："或肾虚人，或房事后，或胃发冷气，即腹痛烦躁，甚者囊缩，昏闷而死。急灸关元一百壮……若迟则气脱，虽灸亦无益矣。"

6. 伤寒少阴证

《扁鹊心书》曰："伤寒少阴证，六脉缓大，昏睡自语，身重如山，或生黑靥，噫气，吐痰，腹胀，足指冷过节，急灸关元三百壮可保。"

四、灸肝脾病

1. 灸黄疸

《扁鹊心书》曰："黄疸，眼目及遍身皆黄，小便赤色，乃冷物伤脾所致，灸左命关一百壮，忌服凉药。若兼黑疸乃房劳伤肾，再灸命门三百壮。"

2. 灸水肿

《扁鹊心书》曰："水肿膨胀，小便不通，气喘不卧，此乃脾气大损也。急灸命关二百壮，以救脾气，再灸关元三百壮，以扶肾水，自运消矣。"

《扁鹊心书》曰："此证由脾胃素弱，为饮食冷物所伤，或因病服攻克凉药，损伤脾气，致不能通行水道，故流入四肢百骸，令人遍身浮肿，小便反涩，大便反泄，此病最重，世医皆用利水消肿之药，乃速其毙也。治法：先灸命关二百壮，服延寿丹……"

3. 灸脾泄注下

《扁鹊心书》曰："脾泄注下，乃脾肾气损，二三日能损人性命，亦灸命关、关元各二百壮。"

4. 灸脾病

《扁鹊心书》曰："脾病致黑色萎黄，饮食少进，灸左命关五十壮。或兼黧色，乃损肾也，再灸关元二百壮。"

5. 灸脾劳

《扁鹊心书》曰："人因饮食失节，或吐泻、服凉药致脾气受伤，令人面黄肌瘦，四肢困倦，不思饮食，久则肌肉瘦尽，骨立而死。"

治法："急灸命关二百壮，服草神、金液，甚者必灸关元。"

6. 灸治臌胀

《扁鹊心书》曰："此病之源，与水肿同，皆因脾气虚衰而致，或因他病攻损胃气致难运化，而肿大如鼓也。病本易治，皆由方书多用利药，病人又喜于速效，以致轻者变重，重者变危，甚致害人。

黄帝正法：先灸命关百壮，固住脾气，灸至五十壮，便觉小便长，气下降。再灸关元三百壮，以保肾气，五日内便安。

服金液丹、草神丹，减后，只许吃白粥，或羊肉汁泡蒸饼食之。瘥后常服全真丹、来复丹。凡臌胀脉弦紧易治，沉细难痊。此病若带四肢肿者，温之于早尚可奏功，若单腹胀而更青筋浮露者难治。苟能看破一切，视世事如浮云，置此身于度外，方保无虞。次则慎起居，节饮食，远房帏，戒情性，重温急补，十中可救二三。先生之丹艾，用之得宜，其庶几乎。”

7．灸内伤

《扁鹊心书》曰：“由饮食失节，损其脾气，轻则头晕发热，四肢无力，不思饮食，脉沉而紧，服来复、全真及平胃散；重者六脉浮紧，头痛发热，吐逆、心下痞，服荜澄茄散、来复、全真而愈。若被庸医转下凉药，重损脾气，变生他病，成虚劳、臌胀、泄泻等证。”

治法：“急灸中脘五十壮，关元百壮，可保全生，若服凉药速死。内伤之证，饮食其一端也，又有劳倦郁怒，忧悲思虑，喜乐惊恐，恶怒奇愁，皆由七情不以次入，直伤五脏。更有由房室、跌仆而成内伤者，临证之工，不可不察。”

8．灸伤脾发潮热

《扁鹊心书》曰：“此因饮食失节，损及脾胃，致元气虚脱，令头昏脚弱，四肢倦怠，心下痞闷，午后发热，乃元气下人阴分也，服全真丹、荜澄茄散，三月而愈。若服滋阴降火凉药，其病转甚，若俗医用下药，致病危笃，六脉沉细。”

治法：“灸中脘五十壮，关元一百壮，可保，迟则脾气衰脱而死。”

9．灸痞闷

《扁鹊心书》曰：“凡饮食冷物太过，脾胃被伤，则心下作痞，此为易治，宜全真丹一服全好。大抵伤胃则胸满，伤脾则腹胀，腹胀者易治，宜草神丹、金液、全真、来复等皆可服，寒甚者姜附汤。此证庸医多用下药，致一时变生，腹大水肿。"

治法："急灸命关二百壮，以保性命，迟则难救。"

又曰："一人慵懒，饮食即卧，致宿食结于中焦，不能饮食，四肢倦怠。令灸中脘五十壮，服分气丸、丁香丸即愈。修养书云：饭后徐徐行百步，自然食毒自消磨。食后即卧，食填中宫，升降有乖，焉得不病。"

五、灸消渴病

消渴虽有上中下之分，总由于损耗津液所致，盖肾为津液之原，脾为津液之本，本原亏而消渴之证从此致矣。

上消者，《素问》谓之膈消，渴而多饮，小便频数。中消者，《素问》谓之消中，消谷善饥，身体消瘦。下消者，《素问》谓之肺消，渴而便数有膏。饮一溲二，后人又谓之肾消，肾消之证则已重矣。若脉微而涩或细小，身体瘦瘁，溺出味甘者，皆不治之证也，大法以救津液，壮水火为生。

《扁鹊心书》曰："此病由心肺气虚，多食生冷，冰脱肺气，或色欲过度，重伤于肾，致津不得上荣而成消渴。

盖肾脉贯咽喉，系舌本，若肾水枯涸，不能上荣于口，令人多饮而小便反少，方书作热治之，损其肾元，误人甚多。"

治法："正书，春灸气海三百壮，秋灸关元二百壮，日服延寿丹十丸，二月之后，肾气复生。

若服降火药，临时有效，日久肺气渐损，肾气渐衰，变成虚劳而死矣。此证大忌酒色，生冷硬物。

若脾气有余，肾气不足，则成消中病，脾实有火，故善食而消，肾气不足，故下部少力，或小便如疳。孙思邈作三焦积热而用凉药，损人不少。盖脾虽有热，而凉药泻之，热未去而脾先伤败。

正法：先灸关元二百壮，服金液丹一斤而愈。"

《扁鹊心书》曰："上消病，日饮水三五升，乃心肺壅热，又吃冷物，伤肺肾之气，灸关元一百壮，可以免死。或春灸气海、秋灸关元三百壮，口生津液。”

《扁鹊心书》曰：“中消病，多食而四肢羸瘦，困倦无力，乃脾胃肾虚，当灸关元五百壮。”

《扁鹊心书》曰：“中年以上之人，口干舌燥，乃肾水不生津液也，灸关元三百壮。若误服凉药，必伤脾胃而死。”

六、灸咳嗽

《扁鹊心书》曰：“咳嗽病，因形寒饮冷，冰消肺气，灸天突穴五十壮。”

1. 灸久嗽不止

《扁鹊心书》曰：“久嗽不止，灸肺俞二穴各五十壮即止。若伤寒后或中年久嗽不止，恐成虚劳，当灸关元三百壮。”

2. 灸咳嗽

《扁鹊心书》曰：“咳嗽多清涕者，肺感风寒也，华盖散主之。若外感风寒，内伤生冷，令人胸膈作痞，咳而呕吐，五膈散主之。咳嗽烦躁者，属肾，石膏丸主之。大凡咳嗽者，忌服凉药，犯之必变他证，忌房事，恐变虚劳。久咳而额上汗出，或四肢有时微冷，间发热困倦者，乃劳咳也。”

治法：“急灸关元三百壮。”

七、灸腰腿肿痛

《扁鹊心书》曰：“中年以上之人，腰腿骨节作疼，乃肾气虚惫也。风邪所乘之证，灸关元三百壮。若服辛温除风之药，则肾水愈涸，难救。”

1. 灸腿赤肿

《扁鹊心书》曰：“腿胻间发赤肿，乃肾气风邪着骨，恐生附骨疽，灸关元二百壮。”

2. 灸腰足不仁

《扁鹊心书》曰:“腰足不仁，行步少力，乃房劳损肾，以致骨痿，急灸关元五百壮。”

3. 灸腰痛

《扁鹊心书》曰:“寒湿腰痛，灸腰俞穴五十壮（灸肾俞）。”

4. 灸膝痛

《扁鹊心书》曰:“行路忽上膝及腿如锥，乃风湿所袭，于痛处灸三十壮。”

5. 灸脚麻疼

《扁鹊心书》曰:“脚气少力或顽麻疼痛，灸涌泉穴五十壮。”

八、灸胁痛

《扁鹊心书》曰:“胁痛不止乃饮食伤脾，灸左命关一百壮。”

1. 灸两胁连心痛

《扁鹊心书》曰:“两胁连心痛，乃恚怒伤肝脾肾三经，灸左命关二百壮灸左命关单穴，关元三百壮。”

2. 灸治三十六种脾病

《扁鹊心书》曰:“命关二穴在胁下宛中，举臂取之，对中脘向乳三角取之。

此属脾穴，又名食窦穴，能接脾脏真气，治三十六种脾病。

凡诸病困重，尚有一毫真气，灸此穴二三百壮，能保固不死。一切大病属脾者，并皆治之。”

3. 灸两胁连心痛

《扁鹊心书》曰:“此证由忧思恼怒，饮食生冷，醉饱入房，损其脾气，又伤肝气，故两胁作痛。庸医再用寒凉药，重伤其脾，致变大病，成中满、番胃而死。或因恼怒伤肝，又加青陈皮、枳壳实等重削其肝，致令四肢羸瘦，不进饮食而死。

治之正法：若重者，六脉微弱，羸瘦，少饮食，此脾气将脱，急灸左命关二百壮，固住脾气则不死。”

4. 灸老人两胁痛

《扁鹊心书》曰：“此由胃气虚，积而不通，故胁下胀闷，切不可认为肝气，服削肝寒凉之药，以速其毙。”

治法：“重者，灸左食窦穴、命关，一灸便有下气而愈，再灸关元百壮更佳。”

九、灸胃肠病

1. 灸反胃

《扁鹊心书》曰：“番反胃，食已即吐，乃饮食失节，脾气损也，灸命关三百壮。”

2. 灸呕吐反胃

《扁鹊心书》曰：“凡饮食失节，冷物伤脾，胃虽纳受，而脾不能运，故作吐……若伤之最重，再兼六欲七情有损者，则饮蓄于中焦，令人朝食暮吐，名曰番胃，乃脾气太虚，不能健运也。治迟则伤人。若用攻克，重伤元气，立死。”

治法：“须灸左命关二百壮，服草神丹而愈，若服他药则不救。”

3. 灸痢下

《扁鹊心书》曰：“休息痢下五色脓者，乃脾气损也，半月间则损人性命，亦灸命关、关元各三百壮。”

4. 灸肠癖下血

《扁鹊心书》曰：“肠癖，下血久不止，此饮食冷物损大肠气也，灸神阙穴三百壮。”

5. 灸老人便秘

《扁鹊心书》曰：“劳人及老人与病后大便不通，难服利药，灸神阙一百壮自通。”

6. 灸滑肠虚

《扁鹊心书》曰：“人滑肠困重，乃阳气虚脱，小便不禁，灸神阙三百壮。”

7. 灸暑月伤食泄泻

《扁鹊心书》曰：“凡暑月饮食生冷太过，伤人六腑。伤胃则注下暴泄；伤脾则滑泄，米谷不化；伤大肠则泻白，肠中痛。皆宜服金液丹、霹雳汤，三日而愈，不愈则成脾泄。”

治法：“急灸神阙百壮。神阙恐是命关之误。”

“《难经》虽言五泄，不传治法，凡一应泄泻，皆依此法治之。”

8. 灸治暴注

《扁鹊心书》曰：“凡人腹下有水声，当即服丹药，不然变脾泄，害人最速。暴注之病，由暑月食生冷太过，损其脾气，故暴注下泄，不早治，三五日泻脱元气。”

治法：“当服金液丹、草神丹、霹雳汤、姜附汤皆可。若危笃者，灸命关二百壮可保。若灸迟则肠开洞泄而死。

脾泄之病世人轻忽，时医亦邈视之，而不知伤人最速。盐商薛汝良，午间注泄，晡时即厥冷不禁，及余诊示已黄昏矣，两手脉皆绝。予日病已失守，不可为矣。速灸关元，重投参附，竟不能救，先生之论，诚非谬也。”

十、灸肾劳

1. 灸耳轮焦枯

《扁鹊心书》曰：“耳轮焦枯，面色渐黑，乃肾劳也，灸关元五百壮。”

2. 灸大便不禁

《扁鹊心书》曰："老人大便不禁，乃脾肾气衰，灸左命关、关元各二百壮。"

3. 灸两眼昏黑

《扁鹊心书》曰："两眼昏黑，欲成内障，乃脾肾气虚所致，灸关元三百壮。"

4. 灸气喘

《扁鹊心书》曰："老人气喘，乃肾虚气不归海，灸关元二百壮。"

5. 灸小便下血

《扁鹊心书》曰："小便下血乃房事劳损肾气，灸关元二百壮。"

6. 灸砂石淋

《扁鹊心书》曰："砂石淋，诸药不效，乃肾家虚火所凝也，灸关元三百壮。"

7. 灸肾劳

《扁鹊心书》曰："夫人以脾为母，以肾为根，若房事酒色太过则成肾劳，令面黑耳焦，筋骨无力。

治法：灸关元三百壮。"

8. 灸梦泄

《扁鹊心书》曰："凡人梦交而不泄者，心肾气实也；梦而即泄者，心肾气虚也。此病生于心肾，非药可治。当用纸捻长八寸，每夜紧系阴囊，天明解之，自然不泄。"

治法："若肾气虚脱，寒精自出者，灸关元六百壮而愈。若人一见女子，精即泄者，乃心肾大虚也，服大丹五两，甚者灸巨门五十壮。"

十一、灸不省人事

1. 灸不省人事

《扁鹊心书》曰："昏默不省人事，饮食欲进不进，或卧或不卧，或行或不行，莫知病之所在，乃思虑太过，耗伤心血故也，灸巨阙五十壮。"

2. 灸气厥

《扁鹊心书》曰："尸厥不省人事，又名气厥，灸中脘五十壮。"

十二、灸杂病

1. 灸风狂妄语

《扁鹊心书》曰："风狂妄语，乃心气不足，为风邪客于包络也。先服睡圣散，灸巨阙穴七十壮，灸疮发过，再灸三里五十壮。"

又曰："风狂此病由于心血不足，又七情六欲损伤包络，或风邪客之，故发风狂，言语无伦，持刀上屋。"

治法："先灌睡圣散，灸巨阙二三十壮，又灸心俞二穴各五壮，内服镇心丹、定志丸。"

2. 灸疠风

《扁鹊心书》曰："疠风因卧风湿地处，受其毒气，中于五脏，令人面目庞起如黑云，或遍身如锥刺，或两手顽麻，灸五脏俞穴。先灸肺俞，次心俞、脾俞，再次肝俞、肾俞，各五十壮，周而复始，病愈为度。"

3. 灸暑月发燥热

《扁鹊心书》曰："月发燥热，乃冷物伤脾胃、肾气所致，灸命关二百壮。或心膈胀闷作疼，灸左命关五十壮。若作中暑，服凉药即死矣。"

4. 灸瘰疬

《扁鹊心书》曰："瘰疬，因忧郁伤肝，或食鼠涎之毒而成。于疮头上灸三七壮，以麻油润百花膏涂之，灸疮发过愈。"

5. 灸破伤风

《扁鹊心书》曰："破伤风，牙关紧急，项背强直，灸关元穴百壮。"

又曰："凡疮口或金刃破处，宜先贴膏药以御风，不然致风气入内，则成破伤风。此证最急，须早治，迟则不救。若初得此时，风客太阳经，令人牙关紧急，四肢反张，项背强直，急服金华散，连进二三服，汗出即愈。若救迟则危笃，额上自汗，速灸关元三百壮可保。若真气脱，虽灸无用矣。此证所患甚微，为害甚大，虽一毛孔之伤，有关性命之急。一人因拔髭一茎，忽然肿起不食，有友人询余，余曰：此破伤风也，速灸为妙。疡医认作髭疔，治以寒凉，不数日发痉而死。"

6. 灸顽癣

《扁鹊心书》曰："顽癣浸淫或小儿秃疮，皆汗出入水，湿淫皮毛而致也，于生疮处隔三寸，灸三壮，出黄水愈。"

7. 灸霍乱

《扁鹊心书》曰："霍乱由于外感风寒，内伤生冷，致阴阳交错，变成吐泻，初起服珍珠散二钱即愈，或金液丹百粒亦愈。如寒气入腹，搏于筋脉，致筋抽转，即以瓦片烧热纸裹，烙筋转处，立愈。若吐泻后，胃气大损，六脉沉细，四肢厥冷，乃真阳欲脱。"

治法："灸中脘五十壮，关元三百壮，六脉复生，又灸则死。

霍乱之证，三焦失运，中土受伤，一时心疼腹痛，吐利频作，挥霍缭乱，烦剧不宁。大法温其三焦，调其中土，一剂可愈。至若厥冷无脉，非重用温补不可，否则转筋入腹而死。近世时医不云中暑，即言痧发，禁用官料，竟事凉冰，刺其廉英，针其曲泽，以大泻其血，不知脾胃受伤，中焦之荣血已竭，而复大泻之，譬下井而投以石也。此种医人不顾人命，真狼心虎腹人耶！存救人之心者，当须体察。"

8. 灸手颤病

《扁鹊心书》曰："四肢为诸阳之本，阳气盛则四肢实，实则四体轻便。若手足颤摇不能持物者，乃真元虚损也。"

治法："常服金液丹五两，姜附汤自愈。若灸关元三百壮则病根永去矣。"

第四章

本草著作中的艾与灸

第一节　艾与本草著作

艾的药用历史悠久，历代本草著作几乎都记载了艾叶条目，最为集中的当数明代李时珍的《本草纲目》，下面摘录宋代以后有关艾叶的记载。

宋代，苏颂著《本草图经》："艾叶，旧不著所出州土，但云生田野，今处处有之，以复道者为佳。又此种灸百病尤胜。初春布地生苗，茎类蒿，而叶背白，以苗短者为佳。三月三日，五月五日采叶，暴干，经陈久方可用，俗间亦生捣叶取汁饮，止心腹恶气。古方亦用熟艾拓金疮。又中风掣痛，不仁不随，并以干艾斛许，揉团之，内瓦甑中，并下塞诸孔，独留一目，以痛处着甑目下，烧艾一时，久知矣。

又治癞，取干艾随多少，以浸曲酿酒如常法，饮之，觉痹即瘥。近世亦有单服艾者，或用蒸木瓜丸之，或作汤空腹饮之，甚补虚羸。然亦有毒，其毒发，则热气冲上，狂躁不能禁，至攻眼有疮出血者，诚不可妄服也。"

宋代，寇宗奭著《本草衍义》："艾叶，干捣，筛去青滓，取白。入石硫黄，为硫黄艾，灸家用。得米粉少许，可捣为末，入服食药。入硫黄别有法。"

元代，王好古著《汤液本草》："艾叶，气温，味苦，阴中之阳，无毒。"

《汤液本草》云："止下痢吐血，下部匿疮，避风寒，令人有子，灸百病。重午日，日未出时，不语采。《心》云：温胃。"

《炮炙全书》："艾叶，苦、辛，温。拣取净叶，扬去尘屑，入石臼杵捣熟，去渣滓，捣至如绵细软，谓之熟艾。若生艾灸火，则伤人肌脉。用时焙燥，则灸火得力。若入丸散，须用糯米浓饮，揉艾叶成饼，晒干，或瓦炕干，一研成粉。苦酒、香附为使。

按:《容斋随笔》云:艾难着力,若入白茯苓三五片同碾,即时可成细末,亦异也。然恐是艾见制于茯苓,不宜入剂。”

清代,汪昂著《本草备要》:“艾叶宣,理气血;燥,逐寒湿,苦辛,生温熟热,纯阳之性。能回垂绝之元阳,通十二经,走三阴太、少、厥,理气血,逐寒湿,暖子宫,止诸血,温中开郁,调经安胎胎动腰痛下血,胶艾汤良。阿胶、艾叶煎服,亦治虚痢。

治吐衄崩带治带要药,腹痛冷痢,霍乱转筋皆理气血,逐寒湿之效,杀蛔治癣醋煎,外科有用干艾作汤,投白矾二三钱洗疮,然后敷药者。盖人血气冷,必假艾力以佐阳,而艾性又能杀虫也。以之灸音九火,能透诸经而治百病。

血热为病者,禁用灸火则气下行,入药则热上冲,不可过剂。丹田气弱,脐腹冷者,以熟艾装袋,兜脐腹甚妙。寒湿脚气,亦宜以此夹入袜内。

陈者良,揉捣如绵,谓之熟艾,灸火用。妇人丸散,醋煮捣饼,再为末用入茯苓数片同研,则易细。煎服宜鲜者。

苦酒醋也、香附为使艾附丸,调妇人诸病。宋时,重汤阴艾,自明成化来,则以蕲州艾为胜,云:灸酒坛,一灸便透。《蒙筌》《发明》,并以野艾为真,蕲艾虽香,实非艾种。”

清代,张璐著《本经逢原》:“艾,苦、辛,温,无毒。蕲州者为胜。艾性纯阳,故可以取太阳真火,可以回垂绝元阳,服之则走肝、脾、肾三阴,而逐一切寒湿,转肃杀之气为融和。

生用则性温,炒熟则大热,用以灸火则透诸经而治百病。苏颂言:其有毒,误矣。夫用药以治病,中病则止。若素有虚寒痼冷,妇人湿郁带漏之病,以艾和归、附诸药治之,夫何不可?艾附丸调经而温子宫,兼主心腹诸痛。

胶艾汤治虚痢及胎妊产后下血。雷火针同丁香、麝,脐熨寒痹挛痛。若老人脐腹畏冷及寒湿脚气,以熟艾入布兜之。唯阴虚火旺、血燥生热及宿有失血病者为禁。有人患风瘙瘾疹,不时焮发,以绢裹擦之即消,亦取其辛散升发之力。”

第二节　经典艾治法

本节摘自《本草纲目》《肘后备急方》等中医典籍中“艾叶”条目相关用法，李时珍在此条目费笔墨甚多，因其熟知艾叶之性味，又熟读各家医书，且公正客观地收入各类医方，如有处方明确用“北艾”，亦有明确用“蕲艾”者。

《本草纲目 · 艾》：**艾**《别录 · 中品》

【释名】冰台《尔雅》，**医草**《别录》，**黄草**《埤雅》，**艾蒿**时珍曰。王安石《字说》云：艾可乂疾，灸而弥善，故字从乂。陆佃《埤雅》云：《博物志》言，削冰令圆，举而向日，以艾承其影则得火，则艾名冰台，以其此乎？医家用灸有病，故曰灸草。一灼，谓之一壮，以壮人为法也。

【集解】《别录》曰：艾叶生田野，三月三采，暴干。

〔颂曰〕处处有之，以复道及四明者佳，云：此种，灸百病尤胜。初春布地生苗，茎类蒿，叶背白，以苗短者为良。三月三日，五月五日，采叶暴干，陈灸方可用。

〔时珍曰〕艾叶《本草》不著主产，但云生田野。宋时，以汤阴复道者为佳，四明者图形。近代唯汤阴者，谓之北艾，四明者，谓之海艾。自成化以来，则以蕲州者为胜，用充方物，天下重之，谓之蕲艾。

相传他处艾灸酒坛不能透，蕲艾一灸则直透彻，为异也。此草多生山原，二月宿根生苗成丛，其茎直生，白色，高四五尺，其叶四布，状如蒿，分为五尖，丫上复有小尖，面青背白，有茸而柔厚。七八月叶间出穗，如车前穗，细花，结实累累盈枝，中有细子，霜后始枯，皆以五月五日连茎刈取，暴干收叶。先君月池子，讳言闻，尝著《蕲艾传》一卷。有赞云：产于山阳，采以端午。治病灸疾，为非小补。

又，宗懔《荆楚岁时记》云：五月五日，鸡未鸣时，采艾似人形者，揽而取之。收以灸病，甚验。是日采艾为人，悬于户上，可禳毒瓦斯。其茎干之，染麻油引火点灸炷，滋润灸疮，至愈不疼。亦可代蓍策，及作烛心。

叶

【修治】〔宗奭曰〕艾叶干捣，去青滓，取白，入石硫黄末少许，谓之硫黄艾，灸家用之。得米粉少许，可捣为末，入服食药。

〔时珍曰〕凡用艾叶，须用陈久者，治令细软，谓之熟艾。若生艾灸火，则伤人肌脉。故《孟子》云：七年之病，求三年之艾。拣取净叶，扬去尘屑，入石臼内，木杵捣熟，罗去渣滓，取白者再捣，至柔烂如绵为度，用时焙燥，则灸火得力。

入妇人丸散，须以熟艾，用醋煮干，捣成饼子，烘干再捣为末用。或以糯糊和作饼，及酒炒者，皆不佳。洪氏《容斋随笔》云：艾难着力，若入白茯苓三五片同碾，即时可作细末，亦一异也。

【气味】苦，微温，无毒。

〔恭曰〕生寒，熟热。〔元素曰〕苦温，阴中之阳。

〔时珍曰〕苦而辛，生温熟热，可升可降，阳也。入足太阴、厥阴、少阴之经。苦酒、香附为之使。

【主治】灸百病，可作煎，止吐血下痢，下部䘌疮，妇人漏血，利阴气，生肌肉，辟风寒，使人有子。作煎勿令见风。《别录》

捣汁服，止伤血，杀蛔虫。弘景

主衄血、下血、脓血痢，水煮及丸散任用。苏恭

止崩血，肠痔血，拓金疮，止腹痛，安胎。苦酒作煎，治癣甚良。捣汁饮，治心腹一切冷气、鬼气。甄权

治带下，止霍乱，转筋，痢后寒热。大明

带脉为病，腹胀满，腰溶溶如坐水中。好古

温中，逐冷，除湿。时珍

【发明】

〔诜曰〕春月采嫩艾作菜食，或和面作馄饨如弹子，吞三五枚，以饭压之，治一切鬼恶气，长服止冷痢。又以嫩艾作干饼子，用生姜煎服，止泻痢及产后泻血，甚妙。

〔颂曰〕近世有单服艾者，或用蒸木瓜和丸，或作汤空腹饮，甚补虚羸；然亦有毒发则热气冲上，狂躁不能禁，至攻眼有疮出血者，诚不可妄服也。

〔震亨曰〕妇人无子，多由血少不能摄精，俗医谓子宫虚冷，投以辛热，或服艾叶。不知艾性至热，入火灸则气下行，入药服则上行，《本草》只言其温，不言其热。世人喜温，率多服之，久久毒发，何尝归咎于艾哉！予考苏颂《图经》而因默有感焉。

〔时珍曰〕艾叶生则微苦，太辛，熟则微辛，太苦。生温熟热，纯阳也。可以取太阳真火，可以回垂绝元阳。服之则走三阴，而逐一切寒湿，转肃杀之气为融和。灸之则透诸经，而治百种病邪，起沉疴之人为康泰，其功亦大矣。苏恭言其生寒，苏颂言其有毒。一则见其能止诸血，一则见其热气上冲，逐谓其性寒有毒，误矣。盖不知血随气行，气行则血散，热因久服致火上冲之故尔。夫药以治病，中病则止。若素有虚寒痼冷，妇人湿郁带漏之人，以艾和归、附诸药治其病，夫何不可？而乃妄意求嗣，服艾不辍，助以辛热，药性久偏，致使火燥，是谁之咎欤，于艾何尤？

艾附丸，治心腹、少腹诸痛，调女人诸病，颇有深功。

胶艾汤，治虚痢，及妊娠产后下血，尤著奇效。

老人丹田气弱，脐腹畏冷者，以熟艾入布袋兜其脐腹，妙不可言。寒湿脚气亦宜，以此夹入袜内。

【附方】旧二十三，新二十九。

伤寒时气，温疫头痛，壮热脉盛。以干艾叶三升，水一斗，煮一升，顿服取汗。《肘后备急方》

妊娠伤寒，壮热，赤斑变为黑斑，溺血。用艾叶如鸡子大，酒三升，煮二升半，分为二服。《伤寒类要》

妊娠风寒，卒中，不省人事，状如中风。用熟艾三两，米醋炒极热，以绢

包熨脐下，良久即苏。《妇人良方》

中风口㖞，以苇筒长五寸，一头刺入耳内，四面以面密封，不透风，一头以艾灸之七壮。患右灸左，患左灸右。《胜金方》

中风口噤，熟艾灸承浆一穴，颊车二穴，各五壮。《千金方》

中风掣痛，不仁不随。并以干艾斛许，揉团纳瓦甑中，并下塞诸孔，独留一目，以痛处着甑目，而烧艾熏之，一时即知矣。《肘后备急方》

舌缩口噤，以生艾捣敷之。干艾浸湿亦可。《圣济总录》

咽喉肿痛，《医方大成》：用嫩艾捣汁，细咽之。《经验方》：用青艾和茎叶一握，同醋捣烂，敷于喉上。冬月取干艾亦得。李臣所传方也。

癫痫诸风，熟艾于阴囊下谷道正门当中间，随年岁灸之。《斗门方》

鬼击中恶，卒然着人，如刀刺状，胸胁腹内疞刺切痛不可按，或即吐血、鼻中出血，下血，一名鬼排。以热艾如鸡子大三枚，水五升，煎二升，顿服。《肘后备急方》

小儿脐风，撮口。艾叶烧灰填脐中，以帛缚定效。或隔蒜灸之，候口中有艾气立愈。《简便良方》

狐惑，病人齿无色，舌上白，或喜睡不知痛痒处，或下痢，宜急治下部。不晓此者，但攻其上，而下部生虫，食其肛，烂见五脏，便死也。烧艾于管中，熏下部令烟入，或少加雄黄更妙。罂中烧烟亦可。《肘后备急方》

头风久痛，蕲艾揉为丸，时时嗅之，以黄水出为度。《青囊杂纂》

头风面疮，痒出黄水。艾二两，醋一升，砂锅煎取汁，每薄纸上贴之，一日一两上。《御药院方》

心腹恶气，艾叶捣汁饮之。《药性论》

脾胃冷痛，白艾末，沸汤服二钱。《卫生易简方》

蛔虫心痛，如刺，口吐清水。白熟艾一升，水三升，煮一升服，吐虫出。或取生艾捣汁，五更食香脯一片，乃饮一升，当下虫出。《肘后备急方》

口吐清水，干蕲艾煎汤，啜之。《怪疾奇方》

霍乱吐下不止，以艾一把，水三升，犬一升，顿服。《外台秘要》

老小白痢，艾姜丸：用陈北艾四两，干姜炮三两，为末，醋煮仓米糊丸梧

子大。每服七十丸，空心米饮下，甚有奇效。《永类钤方》

诸痢久下，艾叶、陈皮等分，煎汤服之。亦可为末，酒煮烂饭和丸，每盐汤下二三十丸。《圣济总录》

暴泄不止，陈艾一把，生姜一块，水煎热服。《生生编》

粪后下血，艾叶、生姜煎浓汁，服三合。《千金方》

野鸡痔病，先以槐柳汤洗过，以艾灸上七壮，取效。郎中王及乘骡入西川，数日病痔大作，如胡瓜贯于肠头，其热如火，忽至僵仆，无计。有主邮者云：须灸即瘥。乃用上法灸三五壮，忽觉一道热气入肠中，因大转泻，血秽并出，泻后遂失胡瓜所在矣。《经验良方》

妊娠下血，张仲景曰：妇人有漏下者，有半产后下血不绝者，有妊娠下血者，并宜胶艾汤主之。阿胶二两，艾叶三两，芎䓖、甘草各二两，当归、地黄各三两，芍药四两，水五升，清酒五升，煮取三升，乃纳胶令消尽，每温酒一升，日三服。《金匮要略》

妊娠胎动，或腰痛，或抢心，或下血不止，或倒产子死腹中。艾叶一鸡子大，酒四升，煮二升，分二服。《肘后备急方》

胎动迫心，作痛。艾叶鸡子大，以头醋四升，煎二升，分温服。《子母秘录》

妇人崩中，连日不止。熟艾鸡子大，阿胶炒为末半两，干姜一钱，水五盏，先煮艾姜至二盏半，倾出，入胶烊化，分三服，一日服尽。初虞世《古今录验》

产后泻血不止，干艾叶半两，炙熟老生姜半两，浓煎汤，一服主妙。孟诜《食疗本草》

产后腹痛，欲死，因感寒起者。陈蕲艾二斤，焙干，捣铺脐上，以绢覆住，熨斗熨之，待口中艾气出，则痛自止矣。《杨诚经验方》

忽然吐血，一二口，或心衄，或内崩。熟艾三团，水五升，煮二升服。一方：烧灰水服二钱。《千金方》

鼻血不止，艾灰吹之。亦可以艾叶煎服。《太平圣惠方》

盗汗不止，熟艾二钱，白茯神三钱，乌梅三个，水一盅，煎八分，临卧温

服。《通妙真人方》

火眼肿痛，以艾烧烟起，用碗覆之，候烟尽，碗上刮煤下，以温水调化洗眼，即瘥。更入黄连尤佳。《斗门方》

面上皯，艾灰、桑灰各三升，以水淋汁，再淋至三遍，以五色布纳于中，同煎，令可丸时，每以少许敷之，自烂脱，甚妙。《外台秘要》

妇人面疮，名粉花疮。以淀粉五钱，菜籽油调泥碗内，用艾一二团，烧烟熏之，候烟尽，覆地上一夜，取出调搽，永无瘢痕，亦易生肉。《谈野翁试验方》

身骨疣目，艾火灸三壮，即除。《太平圣惠方》

鹅掌风病，蕲艾真者四五两，水四五碗，煮五六滚，入大口瓶内盛之，用麻布二层缚之，将手心放瓶上熏之，如冷再热，如神。陆氏《积德堂方》

疥疮熏法，熟蕲艾一两，木鳖子三钱，雄黄一钱，硫黄一钱。为末，揉入艾中，分作四条。每以一条安阴阳瓦中，置被里烘熏，后服通圣散。《医方摘要》

小儿疳疮，艾叶一两，水一升，煮取四合，分三服。《肘后备急方》

小儿烂疮，艾叶烧灰，敷之，良。《子母秘录》

臁疮口冷不合，熟艾烧灰熏之。《杨诚经验方》

白癞风疮，干艾随多少，以浸曲酿酒如常法。日饮之，觉痹即瘥。《肘后备急方》

疔疮肿毒，艾蒿一担烧灰，于竹筒中淋取汁，以一二合，和煅石如糊。先以针刺疮至痛，乃点药三遍，其根自拔。玉山韩光以此治人神验。贞观初，衢州徐使君访得此方。予用治三十余人，得效。孙真人《千金要方》

发背初起未成，及诸热肿。以湿纸拓上，先干处是头，着艾灸之。不论壮数，痛者灸至不痛，不痛者灸至痛乃止。其毒即散，不散亦免内攻，神方也。李绛《兵部手集方》

痈疽不合，疮口冷滞。以北艾煎汤洗后，白胶熏之。《仁斋直指方论》

咽喉骨鲠，用生艾蒿数升，水、酒共一斗，煮四升，细细饮之，当下。《外台秘要》

误食铜钱，艾蒿一把，水五升，煎一升，顿服下。钱相公《箧中方》

诸虫蛇伤，艾灸数壮，甚良。《集简方》

风虫牙痛，化蜡少许，摊纸上，铺艾，以箸卷成筒，烧烟，随左右熏鼻，吸烟令满口，呵气，即疼止肿消。靳季谦病此月余，一试即愈。《普济方》

第三节　蕲州一斤草——蕲艾

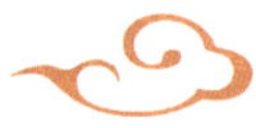

余曾在鄂东南生活工作30年，经常过江去蕲州（位于长江以北）拜谒李时珍的陵园，若有远方来客，亦会陪同前往蕲春参观李时珍纪念馆，只有到过蕲州和深入体验过当地的风土人情，才知道博物馆里的“人杰地灵，物华天宝”8个大字真是名不虚传。

俗话说：一方水土，养一方人。据明代《蕲州志》记载：“背麟岗，面凤岭，左控匡庐，右接洞庭，大江襟其前，诸湖带其后。”蕲州地处鄂东，位于长江中游的北岸、大别山以南，地貌为低山丘陵地带，是天然药材生长地。因盛产药材，当地农民会在农闲时，按节令采集和收贮药材，蕲州地道药材有蕲艾、蕲龟、蕲蛇、蕲竹，还有茯苓、桔梗、紫苏等。蕲州冬夏二季似乎特别漫长，夏季又特别炎热，立夏后湖面上是一望无际的荷叶，阵阵清香，沁人心脾；冬季的蕲州特别寒冷，冬天农闲时，勤劳的人会晒太阳，用手搓陈年艾叶，制成精艾绒，装在小篾篓中，或陶瓷器皿里备用。

蕲州历史上名医辈出，清代《蕲州志》有这样一段文字：“蕲人通医道者，自方胗以外，他技无闻。”古时蕲州出医生和良药。蕲艾的“蕲”字，旧时拆字先生将其拆解为“一斤草”，蕲字部首为“草”，左边为“单”，单即一，右边是“斤”，斤即是量。“蕲”字意为家家都要备“一斤艾草”以保平安。余曾偶遇一位来自台湾的鄂籍老人，他说儿时也曾听老人们说过。艾草一年可以采摘3次，立春刚过，天寒地冻，人们会在地底下挖些尚未出土的艾草嫩芽炒鸡蛋吃，有预防瘟疫的功效；到农历三月初三，采少量新发艾嫩叶，用嫩叶挤汁，和在糯米粉内，做艾粑或青团食用；第三次是农历五月初前后，凌晨太阳还未升起前，在山坡的东南面采集大量的艾株，再将艾株全枝扎成人形、虎形，挂在门口避邪，其余的拿到集市出售或晒干收贮备用。据《荆楚岁时》载：每逢五月初五，鸡未鸣时，采集最具人形之艾草，收藏以备灸病，非常灵验，悬挂在门上，作门神以避邪气，称作“艾虎”。这个习俗一直延续到现在，很多地方仍在五月初五端午节前，在集市上仍可买到艾蒿。不过现代人图方便，买一扎挂在门口，以示过端午节，至于为何要挂艾蒿却不甚了解。其实挂艾蒿是全民防疫的一个重要措施。这种习俗已经传遍祖国大地，并传至朝鲜半岛、日本和东南亚各国等，这是中医药学治未病之大智慧，是人类非物质文化遗产。

明代大医药学家李时珍生长于蕲州，其父李言闻，字子郁，号月池。其博洽经史，尤其精通医术，是一位名闻乡里的大孝子，曾任太医院吏目。李言闻善于用艾灸法治疾，并著《蕲艾传》，赞曰：“产于山阳，采以端午，治病灸疾，功非小补。”可惜原著没有留下来，但其中主要内容被其次子李时珍收入《本草纲目》。据文献记载，李言闻还编著《人参传》《医学发明》《医学八脉法》《痘疹证治》《四诊发明》等，令人遗憾的是，这些著作都没有流传下来。李言闻还曾删补崔嘉彦所撰《四言举要》《脉学入门》《医灯续焰》《医方药性赋》诸书，将其刊于世。

第四节　李时珍与《本草纲目》

李时珍出身于医学世家，自幼习儒，因体弱多病，随父习医。14 岁时补诸生，师事名儒顾日岩，经史、声韵、农圃、医卜、星相等，无所不览，但仕途不顺，绝意科场。静心在家读书，10 年足不出户，于医药学尤为致力。凡乡里贫病者，皆为诊视，多不取酬，医名远扬，每有千里之外来寻求诊治者。时有富顺王朱厚焜嫡子罹疾，李时珍为其诊治而愈。嘉靖三十年辛亥（1551），楚恭王朱英𤐤闻其名，聘为楚府奉祠正，掌良医所事。世子暴厥，时珍立活之。王乃荐于朝廷，遂入太医院任职。李时珍淡于利禄，次年，托疾归故里。

李时珍生活在儒释道三家合一的时代，他的医学思想具有包容性，嘉靖四十年（1561），李时珍举家迁往雨湖北岸，新居名曰薖所馆，取自《诗经》："考槃在阿，硕人之薖。"其自号濒湖山人。是年李时珍 35 岁，断绝出仕之想，一心专研医药之学，嘉靖四十三年（1564），李时珍撰《濒湖脉学》；隆庆六年（1572），著《奇经八脉考》，皆梓于世，这些著作中应该有其父亲的医药学传承。李时珍著述甚富，尚有《濒湖集简方》《五脏图论》《命门考》《脉诀考证》《三焦客难》《白花蛇传》《薖所馆医案》等，惜皆散佚。

李时珍有 4 个儿子、5 个孙子和两个入室弟子，他们都参与《本草纲目》这部巨著的编辑。长子李建中曾官至云南永昌府通判，次子李建元为黄州府儒学生员，两人参加《本草纲目》校正。三子李建方为太医院医士，四子李建木，两人皆为诸生，参加《本草纲目》重订。李时珍有孙子 5 人，李建中之子李树初习儒，为庠生，万历年进士，官至山西按察副使。李树宗习儒，为庠生。李树声习儒，为庠生。李树勋习儒，为庠生。李树本曾任荆州府引礼生，子孙们皆参与协助编修《本草纲目》。还有李时珍的入室弟子瞿九思随师习儒，为万历年举人。弟子庞宪师从李时珍学医术，也参与修编《本草纲目》，亦为一方名医。李时珍带领子孙和弟子们历时26年，参考前代古籍八百余家，编著《本草纲目》52卷，共190万余字，插图1160幅，附方11096则。全书列纲16部，分目60类，记载药物1892种，其中增加新药374种，新药是历代本草图经中所没有记载的，至万历六年（1578）书稿完成。

《本草纲目》完稿后，万历八年（1580）春，上元日，李时珍携带书稿数十卷，专程赴南直隶苏州府太仓（今江苏太仓），拜访刑部尚书王世贞[①]于弇弇山园。王世贞对李时珍的印象深刻，王世贞写道："留饮数日，予窥其人，晬然貌也，癯然身也，津津然谈议也，真北斗以南一人。解其装，无长物，有《本草纲目》数十卷。"王世贞阅览了《本草纲目》手稿后赞曰："格物之通典，帝王之秘录，臣民之重宝。"王世贞欣然应李时珍之请为《本草纲目》作序，王世贞《序》曰："博而不繁，详而有要，综核究竟，直窥渊海。兹岂禁以医书觏哉，实性理之精微……"10年后，万历十八年（1590），《本草纲目》由金陵胡承龙镂版梓行，历时3年工毕，令人扼腕的是作者李时珍并没有看到《本草纲目》成书，李时珍于万历二十一年（1593）逝世。万历二十四年（1596），次子李建元向朝廷递呈《进本草纲目疏》，并进呈《本草纲目》58套。万历皇帝朱翊钧批曰："书留览，礼部知道。"此后《本草纲目》大行于世。天启甲子（1624），李时珍长孙李树初被朝廷敕封"太医院判"。

《本草纲目》为我国本草学巨著，被英国著名生物学家达尔文誉为东方医学巨典和中国的古代百科全书。《本草纲目》问世以来，已有七十多种版本刊世，先后被译为日、英、法、德、俄、拉丁等文字，使中医药文化遍行于世。

---

① 王世贞：1526—1590年，字元美，号凤洲，又号弇州山人；太仓（今江苏苏州）人；文学家、史学家，嘉靖二十六年（1547）进士；著《尺牍清裁》60卷，《弇州山人四部稿》《嘉靖以来首辅传》《艺苑卮言》《觚不觚录》等；官至刑部尚书，卒赠太子少保。

第五章 灸法传承与应用心得

第一节　原生艾草，如法炮制

一、艾绒虽小，地道如法

药材的地道如法乃中医药传承的命脉所在，旧时医药一体，鲜有只会处方而不识药者。良医犹如优秀的猎手，觅病灶而狙击，地道药材则是弹药，确保一击而中，否则瞄得再准也是无济于事。

《神农本草经·叙例》："阴干、暴干，采造时月，生熟、土地所出，真伪陈新，并各有法。"对于必须阴干的艾叶，显然需要较长的时间和场地，暴干则快捷，加上不顾"采造时月，土地所出"，采取大面积的人工种植和工业化的生产，使得艾叶良品难寻。

艾灸疗法所用的熟艾绒取之阴干的艾叶，炮制艾绒是有成熟的工艺流程的，炮制工艺是为了确保熟艾绒的性味。药是用来治病救人的，对药必须要有恭敬心，要善待药草，制药千万不可急功近利。现今不缺野生艾草，亦不缺劳力和时间。炮制熟艾绒并不是靠先进的生产线，需要的是地道的药材、符合时令节气的收刈，如法的炮制和储藏。要想传承好，先须守正，然后方能言及创新。

中药材讲究"地道"，老字号中药店打的金字招牌就是"地道药材"取信于民。所谓地道，地，即药材的产地，古云"所出州府"；道，即药材的炮制方法和流通渠道。其意是选用药材，首先要注重它的原产地，药物是否如法炮制，然后流通渠道是否正道，百年老字号以此来确保其药材的品质。旧时药材是没有大面积种植的，是医生和药工自己采摘、采购和炮制的，同样是一种植物根、茎、枝叶、果实、种子等，不是出自本草产地的就不能如入药，如《本草拾遗·枳实》载："江南为橘，江北为枳。"同样的果实只隔一条江，其性味就有区别，就连名称也不一样了。

二、原生艾草，药效保障

艾草是自然界里天然生长的菊科多年生草本植物，艾草在我国各地均有生长，品种多达 20 多种，凡是野生的艾草都可以用，艾草主要是用艾叶入药，宋代苏颂著《本草图经》曰："旧不著所出，但云生田野间，今随处有之，唯蕲州所产，叶浓而干高，气味最胜，用之尤妙。"宋时在《本草》中用的艾叶大致有 3 种，汤阴（今河南）产的野生艾草，称为"北艾"；四明（属今浙江）所出的艾草，称为"海艾"；到了明代成化年（1465—1487）后，则以蕲州（属今湖北）产的艾草为胜，称为"蕲艾"。《炮炙大法》曰："产蕲州者良。入药用新，灸火用陈。"这一说法沿用到清代，而清代医药学家陈士铎等则认为，入药野生艾草最佳，蕲艾只是比其他地方的艾草香而已，并不是只有产于蕲州的艾方能入药。

艾草的生命力和生长速度之强盛，在多年生草本植物中是少见的，《诗经》是这样描述艾草的长势："彼采艾兮，一日不见，如三岁兮。"艾草生长环境向阳，余曾经观察了数十年，凡艾草生长的地方，其他植物长势也很好，如野豆苗等。近年又伴生着一种外来植物，名曰一支黄花，生命力也极强。两者生长速度不相上下，但是待长到 60 厘米左右时，一支黄花叶子显得乏力了，顺手拔起，发现根须稀少，而周边的艾草却根深叶茂，一把很难拔起。在中国历史上凡是出现疫情时，艾草乃首选之药，用火点燃干艾叶或艾绒，用艾烟熏，《本草纲目》说可以"转肃杀之气为融和"。

艾草，还有一个富有诗意的名字叫"冰台"。许慎著《说文解字》曰："艾，冰台也。"《侯鲭录》曰："艾，一名冰台，一名医草。"何谓冰台？其实冰台是指艾灸法中一种最地道的引火方法，用冰块聚太阳之能量来点燃熟艾绒。据《博物志》说："削冰令圆，举而向日，以艾承其影则得火，则艾名'冰台'。"冰，古人认为"冰"洁净，其性介乎于阴阳之间，用冰块削成凸镜在日光之下聚太阳光之能量，会引发纯阳之火。将熟艾绒置其下，可将熟艾绒引燃，引燃之火力纯正，能举陷升阳，故名“冰台”。其意不言而喻，我们应该对艾灸疗法怀有一种敬畏之心，对传承艾灸疗法的先贤们要有恭敬之心。

历代本草专著中之艾叶条目，指的都是野生艾叶。南方地处湿寒，喜用艾叶；北方寒冷，也喜用灸法。对久治不愈的疾病，《孟子》云：“七年之疾，当求三年之艾。”所说的艾叶，应都是指生长于各地的野生艾草，后来医药行业注重地道药材，于是出现了“北艾”“海艾”。到了明代成化（1465—1487）年间，医家才开始推崇“蕲艾”。《蕲州志》说：“物有专产、通产，其专产良于他地，抑地气使然也。”新鲜蕲州艾草确实比别处的艾草香，叶面也厚些，艾叶背面有一层白色的绒毛。鄂西南大地亦盛产野生艾草，不仅仅是局限在蕲州，整个大别山地区都有，只要按照时令采摘即可。至于艾绒炮制，本地人几乎人人皆知。明代，卢之颐非常精通灸法，他在《学古诊则》中收入了很多灸法，又特别推崇蕲艾在《本草乘雅半偈》中说：“蕲州贡艾叶，叶九尖，常盈五七寸，厚约一分许，岂为力胜，堪称美艾。”蕲州的艾到底有什么不同呢？蕲艾的渗透性特强，相传将蕲艾点燃后放进酒坛内再封口，其气味能透彻坛外，而其他地域的艾渗透性要弱些，因此，蕲艾之名远播海内外。旧时，蕲州百姓也有将陈年蕲艾绒装在小篾篓里，外面还贴上红纸，当作土产，作为礼物送给远方的亲朋好友，家中篾篓所贮藏的陈年蕲艾绒会溢出淡淡的艾香。艾草遍布大江南北，只是很多当地人没有像湖北、河南那样很好地采摘利用。蕲州的艾草确实与众不同，农历五月前艾香四溢，蕲艾叶面大且厚，艾草在春季抽茎生长，茎高可达 120 ～ 200 厘米，叶形为羽状深裂，叶片尖端有不规则的粗锯齿，表面灰绿色，叶背面有白色毛绒，质柔软，折断为白色。但是，一过端午节艾香气就消失，深秋在茎梢上开黄色的小花，有圆筒状的花冠，其中排列着小头状花序。可能蕲州出了医药学家李时珍，蕲艾也随之名闻天下。余还阅读过西藏医学经典《四部医典》（汉文版），发现书中讲到艾灸法，也是明确选用蕲艾。

余曾在鄂东南工作数十年，一江之隔的蕲州经常去，20 世纪 90 年代回沪定居时，曾带了几株蕲艾种在园子前，不锄草，不打药，不施肥，生长势头一直很好，但是到了第三年却发生了变化，叶面背后的白绒不复之前厚实，不得不服“水土之说”，实乃地气使然也。蕲州艾草是地域和气候造就的，历来也是自生自灭。中医药不能违背自然之道，切勿急功近利。药是用来治病的，不要人为地追求产量，对野外采收回来的艾叶要有耐心，如法储存 3 年以后再用，用以灸疾之艾绒，一定要如法炮制。

清代，有不少医药学家提倡就地使用野生艾草，他们认为野生艾草疗效更好。“并以野艾为真，蕲艾虽香，实非艾种。”如《本草新编》《本草蒙筌》《本草发明》等，都主张用本地野生艾草。陈士铎特别强调使用野艾，认为野艾的气性味更佳，野生的艾草很多地方都有生长，外形和蕲艾相比，株型较小，通常在 60 厘米高，叶面也小些，只有把叶子采下才能闻到香味，在野外被蚊叮虫咬，采一片艾叶捏烂涂在伤口上即好。野生植物的生命力通常优于人工种植，而野生艾草处在物竞天择、适者生存的自然环境下，其气性味自然更佳。

近年来，余受邀为乡村希望小学师生及乡村医生授课，走过十余个省份，发现祖国大地并不缺天然野生的草药，缺的是专业的采药人和坚持传统炮制工艺的医者。如今一些地方，大力宣传中医药大规模种植、现代化加工，一年几熟、多次采收，违背了中草药的自然生长规律，这样生产的产品只怕商品属性要大于其药品属性了。

附：艾叶的化学成分研究

艾叶为菊科植物艾的干燥叶，又名冰台、医草、灸草等，是我国传统中药，有着悠久的应用历史。艾叶分布于亚洲及欧洲地区，在中国分布广泛。

艾作为药物始见于梁代本草学专著《名医别录》，载：“艾叶，微温，无毒，主灸百病，可作煎，止下痢，吐血，下部䘌疮，妇人漏血，利阴气，生肌肉，避风寒，使人有子……”艾叶在历代本草著作及医书古籍均有相关描述和记载，有着悠久的药用历史及较高的药用价值。现代药理研究表明，艾叶具有抗菌、抗病毒、止血、抗肿瘤、保肝利胆、抗氧化、止咳平喘、镇痛抗炎、降血糖、免疫调节等多种药理作用。艾灸广泛地应用于炎症、肿瘤、老年认知障碍、抑郁症、结肠炎、尿频、高脂血症、高血压病等多种疾病的治疗，即灸治百病。

因地理位置差异、种植环境等变化，不同产地种植的艾叶质量有一定差异，化学成分迥异，甚至演化成为不同物种。近年来对艾叶和艾绒化学成分及药理作用的研究越来越多。研究表明艾叶中主要化学成分有挥发油类、黄酮类、萜类、苯丙素类、有机酸类、甾体类、多糖类及微量元素等。其中非挥发性成分中，黄酮类和苯丙素类化合物的含量较高且易于检测，常作为指标性成分用于含量测定和指纹图谱的研究。

挥发油类成分是艾叶发挥药理作用的重要活性成分，也是艾叶中一类主要的化学成分。艾叶挥发油一直被视为评价其药材质量的标准，具有特殊香气，味辛、微苦，性凉，具有显著的平喘、镇咳、祛痰、抗菌、抗过敏等作用。《中国药典》规定，含桉油精不得少于 0.050%、含龙脑不得少于 0.020% 作为艾叶的含量测定指标，但对非挥发性成分没有限定。现已从艾叶挥发油类中鉴定了 100 多种化学成分，包括单萜及其衍生物、倍半萜及其衍生物、少量的醛、酮、酚类化合物，主要有桉叶素、樟脑、龙脑、松油醇、石竹烯、α – 侧柏酮、α – 水芹烯、β – 蒎烯、2– 已烯醛、2– 甲基丁醇、β – 谷甾醇、水合樟烯、柠檬烯、香茅醇、豆甾醇、油酸乙酯、棕榈酸乙酯、亚油酸乙酯、萜烯、异蒿属甲酮、长叶烯、胡椒烯酮、3,3,6 三甲基 –1,5– 庚二烯 –4– 醇、4– 甲基 –1–(1– 甲基乙基)–3– 环已烯 –1– 醇、丁香酚、香苇醇、蓝桉醇、薄荷醇、马鞭草烯酮等。

不同产地和不同采集时间对艾叶挥发油的含量及其主要化学成分种类和含量有一定影响。笔者曾对蕲春和终南山艾叶成分进行分析，经气相色谱 – 质谱法共检测到 110 个挥发油类成分，其中 84 个成分存在差异。对艾叶挥发油类成分的研究已经有许多报道，如广州中医药大学戴卫波等采用水蒸气蒸馏法提取了湖北、山西、河北、甘肃等 12 个不同产地艾叶的挥发油，并对其化学成分进行了定性、定量分析。结果发现 12 个不同产地艾叶挥发油含量以湖北蕲春艾叶最高；桉油精、樟脑、龙脑、松油醇、石竹烯、侧柏酮等为各产地艾叶挥发油的主要共有成分；安徽六安、甘肃兰州所产艾叶及山西交城的五月艾所含樟脑、侧柏酮等毒性成分较低；蕲春艾叶移栽至山西的样品在挥发油类含量、成分种类及侧柏酮等毒性成分含量方面均优于原产地蕲艾。张元等研究了采收时间对艾叶成分的影响，发现湖北蕲春艾叶的挥发油类含量在端午节前不断增加，5月底到6月初左右达到最高点，然后挥发性成分的种类和含量也随时间再逐渐降低，以主要具有药效的挥发油类含量及侧柏酮等毒性成分含量为指标，认为艾叶最佳的采集期为端午节后1～2周（6月中旬）。作者研究发现，蕲春产艾叶的挥发油类含量整体要高于河南南阳、汤阴及贵州、陕西等地，但蕲春不同年份艾叶的挥发油类含量差异也很大，可达3倍以上。

艾叶国际标准规定了药用艾叶中挥发油类、总黄酮、1,8–桉油精等活性物质含量的测定方法及限度指标，可有效区分日本、韩国所使用的艾叶，为艾叶质量控制和产地区分提供了参考。

三、收刈与储藏

艾灸疗法的原料，即野生艾草的叶片。艾草是草本多年生菊科植物，立春时节天寒地冻，艾草根已经在土中从老根上发芽，出土后长势迅猛，一年可以采集两次。《针灸逢源》曰："三月三日，五月五日，采曝干，陈久者良，避恶杀鬼。又采艾之法，五月五日，灼艾有效，制艾先要如法，令干燥，入石臼捣细，筛去尘屑，取洁白为上，须令焙大燥，则灸有力，火易燃，如润无功。"三月采的艾叶可以做青团、艾粑，阴干亦能入药。五月采集则做熟艾绒备用。

元代，王好古在《汤液本草》中说采艾草："重午日，日未出时，不语采。"即在五月端午日，太阳还未出时收刈艾草，收刈的时候不可以讲话。明代，李言闻写了一首诗云："产于山阳，采以端午。治病灸疾，功非小补。"前二句意即艾草要用产于山坡阳面的，采摘的时间是端午日前，即自然界中的阳气升到了顶端。关于熟艾绒的炮制，以上李氏父子俩的两段文字，是描述地道蕲艾绒的整个采收和炮制过程，收刈野生向阳的艾草（指产地山坡向阳面，即东南方向），艾叶三月和五月初可收，收割的时间最迟是五月初五凌晨，鸡未鸣时（鸡鸣天亮了，艾香散发了），收刈艾草时不可以讲话，担回后挂在屋檐下将艾草阴干，待农闲时再将干梱的艾叶从艾茎上摘下收储。

艾叶功效：新艾叶（指采摘炮制3年以内）入汤药，陈年艾叶捣绒用灸。

朱丹溪曰："艾性至热，入火灸则上行，入药服则下行。"历代本草专著中对艾叶的性味、功效有详细的记载。

《本草备要》："陈者良，揉捣如绵，谓之熟艾，灸火用。"

王好古著《汤液本草》载："艾叶，气温，味苦，阴中之阳，无毒。本草云：止痢吐血，下部匿疮，辟风寒，令人有子，灸百病。"

《本草从新》："艾叶，苦辛，生温，熟热，纯阳之性，能回垂绝之阳，通十二经，走三阴，理气血，逐寒湿，暖子宫……以之灸火，能透诸经而除有病。"

《本草备要》："艾叶，宣，理气血；燥，逐寒湿。苦辛，生温熟热，纯阳之性。能回垂绝之元阳，通十二经，走三阴太阴、少阴、厥阴，理气血，逐寒湿，暖子宫，止诸血，温中开郁，调经安胎胎动腰痛下血，胶艾汤良。阿胶、艾叶煎服，亦治虚痢……以之灸火，能透诸经而治百病。

血热为病者，禁用。灸火则气下行，入药则热上冲，不可过剂。下丹田气弱，脐腹冷者，以熟艾装袋，兜脐腹甚妙。寒湿脚气，亦宜以此夹入袜内。入脾、肾、肺三经。祛寒气而逐湿痹，安疼痛而暖关元。胎漏可止，胎动可安，月经可调，子宫可孕，且灸经穴，可愈百病，无如世人舍近而求远，舍贱求贵，为可叹耳。"

《针灸逢源》："《本草》云：艾味苦，气微温，阴中之阳，无毒，主灸百病。"

艾草在端午前生长到最壮实时，即可以收刈。艾草深秋时会开小黄花，入冬后自谢自灭。由于各地水土气候不一样的缘故，艾草的品种很多，历代《本草》均有艾叶入药的记载。

把艾叶储藏3年后，再将陈艾叶捣杵成熟艾绒。储藏，一是储藏艾叶，一是储藏熟艾绒，要存放在干净纸箱内，库房要通风、干燥，不宜和其他物品存放一处。南方湿气重，要防潮、防霉，艾叶或艾绒受潮就会发黑、发霉，艾叶、艾绒受潮发霉，艾叶纤维断裂呈粉末状，就失去了药用价值。陈年熟艾绒存放，最好用罐装防霉，艾灸之所以有疗效，得力于如法炮制和储存良好的熟艾绒，其气味纯正，艾火得力，温经逐寒，祛湿疏风，功非小补。

四、艾绒炮制

中国民间防疫有一种习俗，每逢端午节家家户户都会在野外的向阳山坡地上连茎收刈艾草，并将艾草10株扎成人型悬挂在门窗上，用以防疫。到了秋天，将已经干枯的艾叶摘下来收储，也可以连茎收储，3年后，农闲时将干枯的艾叶摘下，将陈年艾叶放在石臼里，再用木杵捣，去掉渣滓，再捣揉即成熟艾绒。熟艾绒储藏备用，来年梅雨季节后拿出晒一次。如用来做艾灸条，则将粗捣成熟艾绒搓圈成艾条，旧时包艾条的纸是用桑皮纸，现在用普通白纸，包艾条的纸，尤其是表面印了字的纸，灸时一定要把纸剥掉，否则会影响药用。精制熟艾绒取的是艾叶中灰白色的筋，其纤维韧性极强，杵捣手揉熟后的精品为细熟艾绒，主要用于“着肉灸”。上等的书画印泥就是以熟细艾绒作为朱砂印油的基础，故朱印不变色且有淡淡的艾香。

熟艾绒的炮制方法：“艾叶，干捣，筛去青滓，取白。入石硫黄，为硫黄艾，灸家用。得米粉少许，可捣为末，入服食药。”（宋·寇宗奭《本草衍义》）

明代，李时珍在《本草纲目》中载：“拣去净叶，扬去尘屑，入石臼内，木杵捣熟，箩去渣滓，去白者再捣，至柔烂如绵为度。用时焙燥，则灸火得力。”

《炮炙全书》：“艾叶，苦、辛、温。拣取净叶，扬去尘屑，入石臼，杵捣熟，去渣滓，捣至如绵细软，谓之熟艾。若生艾灸火，则伤人肌脉。用时焙燥，则灸火得力。”

熟艾绒的品质优劣，对施灸的效果有直接影响，艾绒质量好，干燥、无杂质，存放年份久，火气退尽则疗效好，反之则差。劣质的艾绒，燃烧时火力暴、燥，香味不正，且烟大，艾灸后会有上火的感觉。

旧时农家会在五月端午前收刈向阳野生艾草，担到集市上卖，多余的挂在屋檐下阴干，到冬季将阴干的艾叶摘下储存，乡人在农闲修行时用手搓揉艾绒，令熟艾绒柔软如绵备用。这是历代本草和艾灸专著中记载的收刈艾草的时间、方位、炮制、储存，都很讲究。艾灸疗法有不可思议的温经逐寒、健脾祛湿和开窍疏风的功效，很多恶病、难病最终借助艾灸疗法，其功效保障很大程度上取决于地道药材和如法的炮制，由此《扁鹊心书》才将其列在保命三法之首。

五、艾炷与计量

1. 艾炷

《灸经》里介绍的艾炷大小不一，有麦粒大小为一炷，也有状如半粒莲子为一炷，若灸四肢及小儿，艾炷如苍耳子大。主要是看用在什么部位，艾炷用于“着肉灸”（又称明灸、直接灸），用作隔物灸的可稍为大一些。凡是用于“着肉灸”的熟艾绒品质要上等，不可以有杂质。艾炷是用熟艾绒捏成塔柱形状，捏揉艾炷务要紧实，养生宜大炷。《备急千金方》曰：“灸不三分是谓徒宽，炷务大也。”

《黄帝明堂灸经》曰：“灸炷下广三分，若不三分，则火气不达，病不愈，则是灸炷欲大，唯头与四肢欲小耳。”

《针灸逢源》曰：“艾炷依小箸头作，其病脉粗细，状如细线。但令当脉灸之，雀粪大炷，亦能愈疾。”

《医宗金鉴》曰：“背腰下皮肉深厚，艾炷宜大，壮数宜多，使火气到，始能去痼，冷之疾也。”又曰：“皮不痛者毒浅，灸至知痛为止，皮痛者毒深；灸至不知痛为度。”

《类经图翼》曰：“且手足皮薄，宜炷小数少；腹背肉厚，宜炷大壮多，皆当以意推测。若灸背者，宜熟斯佳也。凡灸察生熟之候，当以人之盛衰、老少、肥瘦为则。”

2. 艾灸计量

艾炷的计量单位曰“壮”，壮即强壮之意，意为补益虚损陷下之部位。人之形体主要依赖气之充盈，故有陷下则灸之古训。《小品诸方》云：“腹背宜灸五百壮，四肢则但去风邪。”

《类经图翼》曰：“故古人灸法，有二报、三报，以至连年不绝者，前后相催，其效尤速。或自三壮五壮，以至百壮千壮者，由渐而增，多多益善也。然灸头面者，艾炷宜小，亦不宜多；灸手足者稍倍之，灸腹背者又倍之；若上下俱灸，必须先上而后下，不可先下后上也。”

一个疗程灸多少壮，灸量根据患者的年龄、体质、施灸部位、所患病情及气候等方面来定。《灸经》曰：“大病灸百壮，小病灸三、五、七壮。”艾炷的大小由患者年龄、体质和疾病来定。通常是随年龄定的，后人习惯称为随年壮，即根据患者的年龄定壮数。如《素问·骨空论》曰：“灸寒热之法，先灸项大椎，以年为壮数；次灸橛骨尾闾穴，从年为壮数。”比如患者 50 岁就灸 50 壮，还可依据疾病的深浅轻重确定。

六、下火与艾烟

艾灸必须要用明火点燃艾绒，专业术语谓“下火”，下火有两层含义，一是引火点燃艾绒，二是调节火候，而火候又取决于艾炷大小。下火点燃需要用明火，现代引火通常用打火机，尽量不要用火柴引火，否则木质火柴梗会改变艾火的性味，影响疗效。《黄帝明堂灸经》说：下火禁用“七木一竹”（松、柏、枳、橘、榆、桑、枣和竹）。引火禁用竹和 7 种木材，因其各有其性味，以免破坏艾火的性味。从古人用冰聚太阳光引火，可以感受到先贤对保持艾火纯正的用心。为了能确保艾火气性味不受干扰，顺利进入人体十二经脉，才对艾灸疗法的操作如此讲究。《扁鹊心书》曰：“唯火力耳。每夏秋之交，即灼关元千炷，久久不畏寒暑，累日不饥。至今脐下一块，如火之暖。岂不闻土成砖，木成炭，千年不朽，皆火之力也。”

施行艾灸疗法必须如法，切不可随心所欲。《灸经》中有“用火法”“着肉灸”。作为医疗行为，旧时行着肉灸通常用干艾草茎在清油灯上引火，或用放大镜聚太阳光使“火珠耀日，以艾承之，遂得火出，此火灸病为良。”灸，有两个重要的元素，一是时间要“久”，二是要有“火”。灸、焫、熨、灼、炙等均从火，注意不是简单的物理治疗“局部加热”，艾火之性味能透达十二经脉，是艾灸逐寒热、祛风除湿、开窍解表、温经通络的功效保障。

《灵枢·官能》曰：“经陷下者，火则当之。经络坚紧，火所治之。阴阳皆虚，火自当之。”故艾火既能举陷升阳，又能散结通络，阴虚阳虚都可以采用灸火。

艾烟熏亦有功效，《本草纲目》艾叶条目中有多个艾烟熏治疾病的处方。下火点燃艾绒会起艾烟，实施艾灸疗法是烟熏火灼的过程，尤其是艾烟熏是初始阶段，有祛邪开窍之功，陈年熟艾绒艾烟淡雅，具有特有的艾香味，随着艾烟的弥漫，全身体表浊气消散，关窍开启，艾烟散尽温经行气，排浊留清；第二阶段是艾炷将艾火包裹在艾灰内，此时温度最高，这是艾灸疗法烟熏火灼用以开窍、温经、逐邪、逐寒、祛湿、疏风和升阳的过程，不可随意创新改变。

第二节　如法施灸

《灸经》曰："如法做艾灸，不犯诸忌，兼去久疴，兼滋润，灸后至疮愈已安，且无疼痛。"艾灸疗法作为一种医疗养生的技法，施灸一定要如法，首先要准备好施灸时用的熟艾绒和艾条，以及用以做隔物灸的姜片或蒜片等，被灸者按要求固定身姿，然后在选定的位置艾灸，灸至艾烟熄灭后，艾火被包裹在艾灰中时温度最高，此时才起到"灼"和"炙"的功效，灸毕艾灰不可以用口吹，要用事先准备好的鹅羽毛扫除。

窦材把艾灸治病比喻为做饭时调节火候："医之治病，如做饭用薪。"捏艾炷定位，下火烟熏是艾灸疗法的第一个环节。艾灸时如果没有烟火是不可能产生浓烈艾香的。艾香具有芳香开窍之功，无论是直接灸，还是养生灸，隔物灸、悬灸等，艾灸的功效主要取决于地道的熟艾绒所产生纯真的艾火，才能确保火候的自然变化，使艾绒的气、性、味随艾火通达经脉。

一、辨证补泻

艾灸疗法作为一种独立的疗法，一定要权衡当不当治疗。《中藏经》曰："不当灸而灸，则使人重伤经络，内蓄炎毒，后害中和，致于不可救。"又曰："当灸而不灸，则使人冷气重凝，阴毒内聚，厥气上冲，分逐不散，以致消减。"

另外，施灸手法分为补法和泻法，如陷下乏力，虚则补之，以艾火补者，毋吹艾火，让火包在艾灰中，补法有温和灸、灼艾灸两种；气盛则泻之，泻法是施灸者疾吹灸火燃其艾，以开其穴，有炙热的感觉。《灵枢·背俞》曰："灸之则可，刺之则不可，气盛泻之，虚则外之。”可见灸焫有补泻功效，对实证采用泻法，虚证则采用温和的补法，其法主要是调节艾火。《针灸大成》：“以火补者，毋吹其火，待自灭，即按其穴；以火泻者，速吹其火，开其穴也。”

《类经图翼》曰：“凡用火补者，勿吹其火，必待其从容彻底自灭，灸毕即可用膏贴之，以养火气。

用火泻者，吹其火，传其艾，宜于迅速，须待灸疮溃发，然后贴膏，此补泻之法也。”

《针灸逢源》曰：“凡以火补者，勿吹其火，必待其从容彻底自灭，灸毕即可用膏贴之，以养火气，若欲报者，直待报毕，贴之可也。以火泻者，可吹其火，传其艾宜于迅速，须待灸疮溃发，然后贴膏，此补泻之法也。然用火之法，唯阳虚多寒、经络凝滞者为宜。”

二、艾灸顺序

凡做艾灸，包括治疗灸和养生灸，须依先阳后阴的原则，前后顺序，次第不可颠倒。《类经图翼》曰：“凡灸法，须先发于上，后发于下，先发于阳，后发于阴。”

《灸经》曰：“先灸上上部，后灸下下部；先灸阳背部，后灸阴胸腹；先灸左肢体，再应右肢体；先灸外外侧，后灸内内侧；先灸少一壮，后灸多二至三壮。”

三、灸前准备

1. 凡是准备做艾灸，先须饮温水一杯。

2. 施灸时须保持身体平直放松，卧姿四肢要舒展，使经脉顺畅。

3. 如果采用坐姿，上身要正直。

4. 如果采用站姿，则站立要稳，不可倾斜。以免艾灸时孔穴不正，经脉不顺，否则无济于事。

5. 做好通风和防风的准备，如开启排风扇，关上门或窗，勿使空气对流伤及灸者。

四、艾灸功效

《素问》曰："病生于脉，治之以灸刺。"灸刺乃最为古老的治病养生方法，对于腰痛、中风、消渴、伤寒、霍乱和瘟疫等。《千金方》曰："凡卒患腰肿、跗骨肿、痈疽、疖肿、风游毒热肿，此等诸疾，但觉有异，即急灸之，立愈。"

《类经图翼》曰："凡灸脐下久冷，疝瘕、痃癖、气块、伏梁、积气，宜艾炷大。"

《针灸逢源》曰："如腹胀、疝瘕、痃癖、伏梁气等，须大艾炷"。

1. 温经通络

《素问》曰："血气者，喜温而恶寒，寒则泣而不流，温则消而去之。"人体赖以运行气血的经络喜温而恶寒，熟艾绒性温，借助艾火有温经脉逐寒气的功效。

2. 升阳举陷

温灸中脘有温中散寒、升阳举陷之效，能直接改善人体脾胃运化。《灵枢》曰："上气不足，推而扬之。"用于治疗对治气滞、气虚、脏器下垂之证，如胃胀、腹胀、胃痛、腹痛、胃下垂、子宫脱垂、脱肛等虚寒之证。

3. 强筋壮骨

《素问》曰："病生于筋，治之以熨引。"伤筋动骨最为常见，用艾熏、艾熨，再加上导引效果会更佳。

4. 固本培元

温灸关元有固本培元之效，《本草从新》曰："艾叶，苦辛……纯阳之性，能回垂绝之阳。"对先天之本肾、后天之本脾的阳气暴脱之证，如阳痿、遗精、早泄、遗尿、四肢厥冷、大汗等阳虚证特别有效，胜过食补和药补。

5. 疏风解表

风寒暑湿燥，风首当其冲，经云：防风如防箭。而风又防不坚防，最好借助于艾灸。《素问》曰：“脏寒生满病，其治宜灸焫。”艾火有疏风解表的功效。

6．健脾顺气

脾胃为水谷之海，脾胃乃后天之本，顺气至关重要。《针灸资生经》曰：“凡饮食不思，心腹膨胀，面色萎黄，世谓之脾胃病者，宜灸中脘。”

7．保健延寿

《内经》：“年四十，而阴气自半，起居衰也。”所谓起居衰是指到了这个年龄段，上有老下有小，加上工作压力大，会影响睡眠、饮食和健康。《扁鹊心书》曰：“人于无病时，常灸关元、气海、命门、中脘，虽未得长生，亦可保百余年寿矣。”

五、艾灸时机

选择适宜艾灸的时机有事半功倍的效果。《素问·宝命全形论》强调，保（“宝”通“保”）命之法在于能与天时变化相应。人体五脏之气都有气宜的相应时机，谓天人合一。五脏气宜，据《素问病机气宜保命集》说：“皆从受气为始，肾受气于巳（9：00—11：00），心受气于亥（21：00—23：00），肝受气于申（15：00—17：00），肺受气于寅（3：00—5：00），脾旺四季，此法皆长生之道也。”善用艾灸养生者须明五脏气宜。

1．四绝日宜灸

先在挂历或台历上选出“四绝日”，并做上标记，《灸经》云：“四绝日宜灸。”四绝日是天人合一的最佳时机，是一年四季阴阳交替的时机。

四绝日，即立春、立夏、立秋、立冬的前一日。立春的前一日是冬季绝，但春季尚未立；立夏的前一日是春季绝，但夏季尚未立；立秋的前一天是夏季绝，但秋季尚未立；立冬的前一天是秋季绝，但冬季尚未立。《月令》称这四日为“四绝日”，适宜艾灸。灸火时不要急于将艾烟吸掉，所谓烟熏火燎是艾灸法的重要过程，切忌自作聪明随意取舍，以确保艾灸疗法的本真性。

2. 候天色法

凡艾灸时，要观察天气，如遇极端天气停灸，正值阴雾大起、风雪忽降、暴雨倾盆、酷暑炎热、雷电虹霓，应暂时停灸，候待天气晴明，再下火灸。

艾灸避风，尤其是夏天室内空调冷气不可太冷，不宜在风口做艾灸。《灸经》曰："至日风从南来，名为虚贼，伤人。"至日还要避南风，风亦伤人。《拳经》云防风如防箭，故忌贪凉受风，年老体弱、大汗与劳累过度者须谨慎防风寒。

第三节　艾灸禁忌

任何一种疗法都有适应证和禁忌证，艾灸疗法也不例外，若听信一些商家宣传的百无禁忌，岂不误事！医经早有明文警示“禁灸时节”“禁灸穴位”，有意思的是中医还提出“人神所在亦当禁灸”。《黄帝虾蟆经》曰：“神所藏行，不可犯伤。”《永乐大典》曰：“灸犯人神”。从人神所在的生理部位和时间来看，人神活动是有规律的。余年轻时有个“工农兵大学生”的同事，毕业回来给另一同事扎针，取穴、手法皆无碍，结果把手臂扎瘫了。请教一位老中医，答曰：犯了人神。这是余第一次听到人神。余认为人神，即体内有精、气、神之神，人神按时巡行于人体各部，人神所在部位，忌用针灸，恐伤正气。《灵枢》曰：“神者，正气也。”

《黄帝明堂灸经》有《人神所在不宜针灸》《每月忌日不宜针灸出血》《十二部人神不宜灸》《十二时忌不宜灸》《十二部年人神不宜灸》《九部旁通人神不宜灸》《杂忌旁通不宜灸》《四季人神不宜灸》《胡侍郎奏过尻神指诀》等。尻神，即“九宫尻神”，亦是针灸宜忌说之一，即按病人年龄来推算“人神”所在部位，从而避忌针灸，以免雪上加霜的事情发生。另有“六十甲子日人神”“月内逐日人神”“四季人神”和“五脏人神”等。《黄帝明堂灸经》的人神所在以时辰和昼夜记的，从左大脚趾开始，30天后又重回到足趺。在此，一日至三十日均指农历初一至三十，周而复始。

唐代，孙思邈以年推，从脐开始至足终止，9年一个轮回。《备急千金要方》曰：“推行年人神法：脐、心、肘、咽、口、头、脊、膝、足，右九部行神，岁移一部，周而复始，不可针灸。”元代，窦桂芳《针灸杂说》：“子目、丑耳、寅胸前，卯齿、辰腰、巳手间，午心、未足、申头上，酉膝、戌阴、亥在胫，此是人神十二支，针灸避之获安康。”

一、灸时禁语

当下艾灸宣传似乎百无禁忌，艾灸法有适应证和适应人群，也有禁忌，凡做艾灸者应熟读禁忌，切勿犯忌。凡是在艾灸时必须“禁语候气”，即闭口，舌舐上腭，不能讲话，静静地候气，感受艾火循经的方向。如果艾灸时打电话或聊天就会泄气，疗效甚微。艾灸后不要马上饮凉水或吃生冷水果，否则会将艾火压下，也会使脾胃气滞。艾灸后如能静养 30 分钟最佳，所谓静养，即暂时放下手头的工作，不看电视、手机，远离烦恼，闭目养神，待心气平和时再工作，工作学习效率会提高。

艾灸时，接受灸疗者最好按照《内丹诀》的要求做，会有事半功倍的效果，《针灸内篇》曰：“《内丹诀》云：任督二脉为一身阴阳之海，五气真元，此为会机，而龈交一穴在唇齿上缝，为任督二脉之会，一身之要。世人罕知之，至人炼唯服此药。《仙经》云：一物含五彩，永作世人禄。言其备五行之英华，总二脉之交会，自古真秘，此一穴在于口，不传文字。”切记!

二、情志内外大忌

艾灸前，切忌大怒、大悲、大劳、大饥、大饱、大醉、大热、大寒等，一切不祥，忌之大吉。生冷瓜果，亦宜忌之。饮食清淡，调养中气，使气血流通，有利艾火逐出病邪。

大病初愈，施以艾灸以恢复元气，阳气会升起来，百日之内最好忌房事。《子午流注针经》曰：“近髓之穴，阳证之病，不可灸也。”又曰：“禁忌者，非唯人神所在也，谓大饥、大渴，大寒、大热，大饱、大醉，大虚、大渴，大劳、大困，皆为针家之禁忌。”

三、至日与八节禁灸

至日，即一年之中极至之日，如冬至、夏至和正月初一，此三日为至日。

冬至日和夏至日是中国农历的两大节气，冬至日是人体阳气发生之时，夏至日则是人体阴气发生之时。在这两个节气的前三天和后两天，不可以施灸法，尤其是体弱多病者，若施灸刺和行房事，犹如杀人和自杀，大禁。

正月初一，即岁日，是新年之始，亦不可灸刺和忌房事。《华佗针灸经》曰："冬至、夏至、岁日，此三日，前三后二，皆不灸刺及房事，杀人，大忌。"

《针灸逢源》曰："一岁之中最不可犯者，独在冬至前后旬余日。盖此时正在剥极复生，阴盛阳微之候，君子于此，自宜深潜玩密，保护微阳，而不便有所泄。《易》谓：先王以至日闭关，商旅不行，后不省方。《素问》谓：蛰虫周密，君子居室，去寒就温，无泄皮肤，皆此义也。当此之际，则又考诸针灸禁忌，有太乙人神，周身血忌，逐年尻神，逐日人神，男忌除，女忌破，男忌戌，女忌巳之类。医者不能知此避忌，反致气怯神伤，其病难疗，理固然也。"

《素问》中有一篇《八正神明论》，八正，是一年四季中8个重要的节气，即四立（立春、立夏、立秋、立冬），二分（春分、秋分），二至（夏至、冬至）。神明，指人神。这是生命整体观和天人合一的具体论述。孙思邈在《备急千金要方·灸例》中说："八节禁灸，立春、春分脾，立夏、夏至肺，立秋、秋分肝，立冬、冬至心，四季十八日肾，以上病不得医治，凶。凡五脏主时不得治，及忌针灸其经络，凶。"

四、禁灸穴与歌诀

《针灸甲乙经》曰："头维禁不可灸。承光禁不可灸。哑门禁不可灸。脑户禁不可灸。风府禁不可灸。喑门禁不可灸灸之令人喑。下关，耳中有干擿抵，禁不可灸。耳门，耳中有脓，禁不可灸。人迎，禁不可灸。丝竹空，禁不可灸灸之不幸，令人目小或昏。承泣，禁不可灸。脊中，禁不可灸灸之使人偻。白环俞，禁不可灸。乳中，禁不可灸。石门，女子禁不可灸。气街，禁不可灸灸之不幸，不得息。渊腋，禁不可灸灸之不幸，生肿蚀。经渠，禁不可灸伤人神。鸠尾，禁不可灸。阴市，禁不可灸。阳关，禁不可灸。天府，禁不可灸使人逆息。伏兔，禁不可灸。地五会，禁不可灸使人瘦。瘈脉，禁不可灸。"

禁灸歌（《针灸内篇》）

承光哑门及风府，天柱素髎临泣上。
睛明攒竹迎香数，禾髎颧髎丝竹空。
头维下关与脊中，肩贞心俞白环俞。
天牖人迎共乳中，周荣渊腋并鸠尾。
腹哀少商鱼际位，经渠天府及中冲。
阳关阳池地五会，隐白漏谷阴陵泉。
条口犊鼻兼阴市，伏兔髀关委中穴。
殷门申脉承扶忌。

灸禁忌法《备急千金要方》

头维禁不可灸，承光禁不可灸。
脑户禁不可灸，风府禁不可灸。
喑门禁不可灸，阴市禁不可灸。
人迎禁不可灸，阳关禁不可灸。
丝竹空禁不可灸，承泣禁不可灸。
脊中禁不可灸，乳中禁不可灸。
瘈脉禁不可灸，石门女子禁不可灸。
白环俞禁不可灸，气冲禁不可灸。
渊腋禁不可灸，天府禁不可灸。
经渠禁不可灸，伏兔禁不可灸。
地五会禁不可灸，鸠尾禁不可灸。

《针灸甲乙经》:“经渠……不可灸，灸之伤人神明。”《类经图翼》中禁灸穴位47个，强调“诸穴休将艾火攻”。有些医书单列某一穴禁灸，如“脊中穴（在第十一椎节下间）禁不可灸，令人佝偻。”

第四节　温玉艾灸养生法

一、温玉艾灸

通常隔物灸采用生姜片、独头蒜、盐，或者特制的药灸饼等，目的是不伤及皮肤又能巧妙地利用姜和蒜的辛窜作用，在此介绍一种隔玉灸——温玉艾灸法，即艾炷下隔着一块玉灸板，可以重复使用。隔玉除了不伤体表的卫气外，最重要的是不会伤及皮肤。用特制的玉灸板作为隔物灸的隔垫，意在取玉温润之性，《本草纲目》曰："玉，性味甘、平、无毒。主治五脏百病，柔筋强骨，安魂魄，长肌肉，益气，利血脉。"古人对美玉情有独钟，祭祀离不开玉器，美玉养生也是人所共知，古代君子佩玉以涵养正气，女子佩戴玉器也是在重要的生理部位，如心口、手腕等。《说文解字》曰："玉石之美，有五德：润泽以温，仁之方也；鳃理自外，可以知中，义之方也；其声舒扬，专以远闻，智之方也；不挠而折，勇之方也；锐廉而不忮，洁之方也。"

玉作灸板作为隔物件，温润无比，具有温熨之效，同时增强艾绒的逐寒温经、祛湿通络、扶正疏风之功。由于玉灸板面积适中，在温熨的过程中有明显的升阳起陷效果，玉灸板中有 5 个呈梅花形排列的微孔，有利艾绒之药性渗入经脉，亦符合中医对经筋病治以"熨引"的要求。

温玉艾灸养生法突出一个"温"字，温即温补，温补是一件细水长流的事，切不可贪功激进，无论是用以保命、养生、治未病或康复，所灸部位都需要符合灸者自身情况，不必贪多求全，只需如法坚持就会有效果。

温玉艾灸养生法的温熨功效主要有以下 5 个方面：

1. 及时消除身心疲劳。疲劳的积累是万病之源。艾绒点燃后淡淡的烟有安神作用。

2. 艾绒点燃后艾烟的艾香味有驱邪和开窍作用。

3. 艾绒点燃后，温润玉灸板有温熨舒筋的作用。

4. 艾绒的药理作用是入十二经归三阴经，这是其他药物都不具备的，首先是温经逐寒，其次是祛湿和疏风。

5. 温玉艾灸配合导引按跷有事半功倍的舒筋、理筋作用，对于温养丹田功效尤为明显。

温玉艾灸是居家和远行必备之物，健康时温玉灸用于即时消除疲劳，出远门随身携带有祛除客房浊气、消除旅途疲劳的功效。余在数十年充实忙碌的生活节奏下，能保持旺盛的精力，除自小勤练导引打下些基础外，长期坚持艾灸温养也是助益良多。温养是养生法的关键，古代饥寒是两大主要病因。现代饥寒病因更甚，食不按顿为之饥，贪凉伤阳为之寒。余之温玉艾灸法具有熏、熨、灸、针 4 项作用，艾熏有逐邪开窍的功效，温熨有舒筋活络的功效，灼灸有祛寒通经的功效，针入有补陷升阳之功效。由于系养生灸，非常适合没有医学背景的人学习。

艾灸法属中医外治法，所用材料应该是艾绒（很多艾条是将艾叶粉碎或用其他植物打成絮状用作填弃物），由于取材单一，故比较安全。据《黄帝明堂灸经》记载，艾灸法主要分为疗疾和养生两大类，但其原理是相通的。治疗艾灸讲究补泻和配穴，对疗程长短的设定，每次艾灸的壮数，以及施灸时的手法和选用何种药艾条都有要求，施灸的种类也很多，如悬灸、直接灸、隔姜灸、隔蒜灸、温针灸等，施灸者需要有一定的医学背景和传承（即由有临床经验的老师传习）。

养生艾灸则无需很深的医学背景，只要配备一套灸具和地道的陈年蕲艾绒即可，养生艾灸是长期的事，时间久了自己也会总结出一套适合自己的方法。养生艾灸采用不添加任何药物的陈年清艾绒。清艾绒质地纯正，艾烟清淡，艾火集中，气味芳香，是艾灸养生极品，除了可以用作艾灸外，还可以用作熏蒸的原料，功效十分显著。

温玉艾灸养生法以补益法为主，取穴也比较单一，以神阙、关元、中脘、命门为主，适合于都市中忙碌的疲劳人群。其主要作用是通过艾灸和艾蒸及时消除身心疲劳，是预防疾病的有效措施，对抑郁和焦虑心理症状也有及时缓解作用。

另外，对于慢性病患者采用养生艾灸也有辅助治疗作用，由于采用了外部调理的方法，没有毒副作用的伤害，相反在施灸和足蒸前饮水，可以帮助将残留在体内的药物排出，利用水火温养人体，提高疗效。治疗和养生是没有矛盾的，相互配合是十分重要的。在日常生活中也会发现，同样是生病、看病、服药和打针，有的人很快就康复了，而有些人却转变成久治不愈的慢性病，究其因缘，前者在看病治病期间重视自养，后者却将康复的希望全部寄托在针药上，根本不注重自养。现在有很多久治不愈的疾病就是没有注重自养，把所有的希望全部放在吃药打针上，整天等药吃，盼望新药和特效药的出现。这是一件很可惜的事。请慢性病患者能换一种思维，既然治不好要终身服药打针，那么就用祖先留下的艾灸养生法试试看。

艾灸也有补泻，温润不见明火者，谓补法；用口吹火，见明火者，谓泻法。《灵枢・背俞》曰："以火补者，毋吹其火，须自灭也。以火泻者，疾吹其火传其艾，须其火灭也。"温玉艾灸法取补法，用上品陈年艾绒，质地细软，无杂质，易于点燃，火力温和，熏烟淡雅，气味芳香。

温玉艾灸方法介绍

温玉艾灸前先饮一杯净水，艾灸时可增强人体气化功能，尤其是中焦和下焦的气化功能，现代对艾灸的研究发现，艾灸可以使体液发生改变。一壮陈年艾绒，这一点非常重要，道地的陈年艾绒的药性是稳定的，所有的药性味全部都源于此。

准备工作：一壮纯艾绒，一块玉灸板，一方丝手帕，一杯温开水。

（1）陈年艾绒

准备陈年艾绒一壮，灸的计量单位很有意思，一灼称为一壮，强壮的壮，有扶正祛邪，使人强壮之意。养生温灸陈年艾绒较大，《备急千金要方》曰：

“灸不三分是谓徒宽，炷务大也。”所以采用大炷一壮，省时省力，功效尤胜。

（2）玉灸板

采用定制的梅花孔玉灸板，用以代替各种灸架。玉具有温润养气之功，有隔热温养、传导艾绒之气、性、味的功效。玉灸板中心有 5 个呈梅花形针孔，灸火热量和艾绒之性味可直透经穴，玉灸板经艾火烧灼后有将热量均匀地传导至陷下部位，使陷下部位皮肤潮红抬起，有起陷下和温熨的功效。

（3）丝巾

真丝帕一方，蚕丝织物被称之为“仿生材料”，在显微镜下可以看到，蚕丝是许多细长的纤维分子沿着长轴方向平行排列组成的，各分子之间留有空隙，水分子极易从空隙中穿过。蚕丝又具有很好的透湿性，可以及时吸湿，贴着肚脐和皮肤有护气功效。蚕丝中的亮氨酸能加速细胞的新陈代谢，增强表皮细胞活力。在温灸时，丝巾垫在玉板下隔热，如温度过高，可折叠隔热，以舒适为度，亦可移动丝帕改变艾灸穴位。

（4）温水

灸前必须先饮水，艾灸前坐定，静心禁语，先饮一杯温水，艾灸时艾火内行可增强人体气化功能，尤其是中焦和下焦的气化功能。灸后不宜马上饮水，灸后饮水会使艾火消停，影响疗效，最好是灸后一小时后饮水。

饮水五步法：由含、鼓、漱、吞、咽五步组成。备温水一杯，先抿一小口，含在口腔内鼓，使左右腮鼓起；再将口腔内水在口腔内漱，使牙齿、牙龈都漱洗几番；然后抬头作吞水状；紧接低头做下咽状（如鸭吞咽水状）。重复多次将一杯水饮完，饮水五步法除了可以提高腮部、口腔、咽喉部的生理功能外，还可使水分带着自身津液一同进入体内，均衡人体体液分布，通调水道，使身体很多缺水部位得到补充。

关于到底要饮多少水，不能做硬性的定量，根据经验，即在正常饮水的前提下多饮 3 杯，分别在上午、下午、晚上各一杯，这 3 杯水可采用饮水五步法。如果有慢性炎症、高血压病、便秘、心脏病和易上火者，清早起床再增饮一杯。平时服药（片剂、丸剂、散记）亦可采用饮水五步法，尤其是服用神经系统疾病的药，采用此法对药物的吸收利用会更快更好。在施灸前先补充水，用饮水五步法，宁神静气慢慢饮下，然后再施灸火，可感受水火相济之妙境。

（5）操作顺序

第一步：取一壮艾绒将表面纸剥去，放置于玉灸板上，再用两手拇指和食指将艾绒挤按成金字塔状。

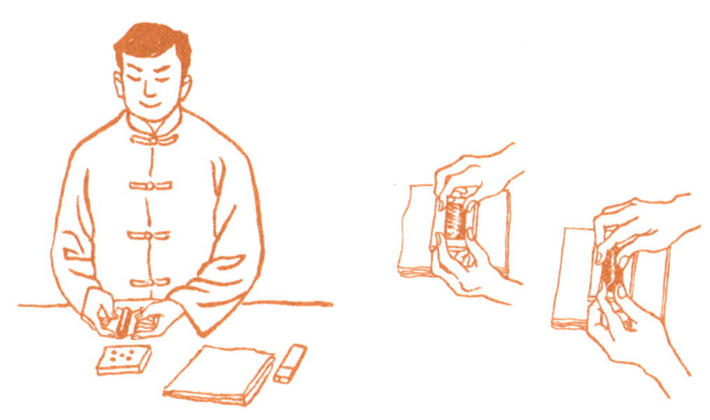

第一步

第二步：将艾绒置于温玉板上，用打火机将艾绒点燃。

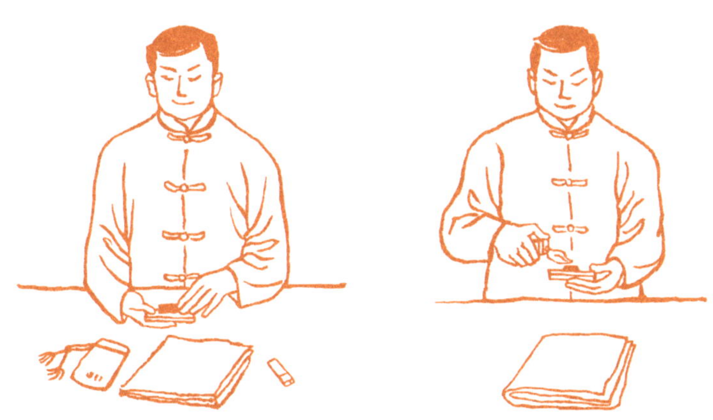

第二步

第三步：先将丝帕折叠后放在命门穴上，再将点燃的玉灸板放在丝帕上，如灸命门穴。

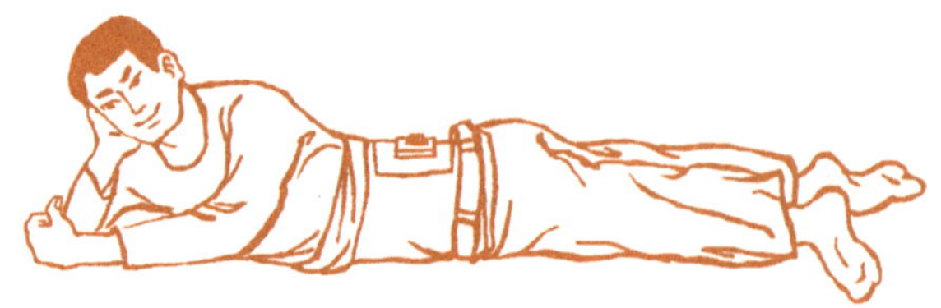

第三步

二、温灸养元

温养犹如和风细雨，养生要穴神阙、关元、中脘和命门，要经常温灸养护。艾灸保命要穴是住世之法，即把自身的阳气升起来。《扁鹊心书》曰：“人至晚年阳气衰，故手足不暖，下元虚惫，动作艰难。盖人有一息气在则不死，气者阳所生也，故阳气尽必死。人于无病时，常灸关元、气海、命关、中脘，更服保元丹、保命延寿丹，虽未得长生，亦可保百余年寿矣。”

1. 温灸神阙穴

神阙穴，俗称肚脐眼，是任脉上的一个重要穴位。中医经络学对任脉是十分重视的，因为任脉任一身之阴，其与心经、肺经、心包经、肝经、脾经、肾经 6 条阴经相通，称为诸阴之海。任脉又与冲脉、督脉等交会和衔接，冲脉为血海，督脉又是诸阳之海，因此有任脉通百脉之说。神阙穴为经脉之根，与人体所有经脉相连，直通五脏六腑，经脉是人体真气运行的通道，经脉畅通则生，经脉阻塞则亡。

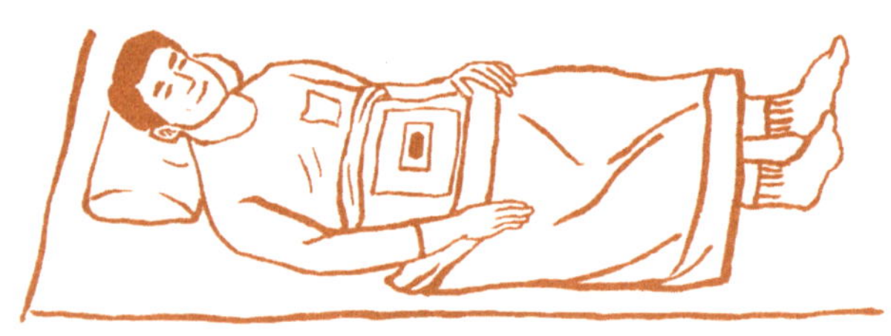

灸神阙穴

神阙穴及其上下部位畏寒喜暖，《医学入门》说：“凡一年四季，各熏脐一次，元气坚固，百病不生，益气延年。”朝鲜半岛上的民众也很重视艾灸养生，他们奉为汉医宝典的《东宝医鉴》称：“脐灸有养丹田、助两肾、填精补髓、返老还童、防病延寿之功效。”

很少有人注意观察自己的肚脐，其实通过观察肚脐的形态，也可以看出身体健康状况，下面列出一些脐型供参考。

圆形：女性肚脐若为正圆形，肚脐深不见底，表示身体健康，卵巢功能良好。男性则表示精力充沛、血压正常，五脏六腑都很健康。

向上形：肚脐向上延长，几乎成为一个顶端向上的三角形。具有这种肚脐的人，应多留意胃、胆囊、胰脏的健康状况。

向下形：应注意预防罹患胃下垂、便秘、慢性肠胃疾病及妇科疾病。

海蛇形：为肝硬化等肝脏疾病的征兆，要注意。

满月形：看起来结实丰盈，表面光滑，小腹部有弹性，对于女性来说是卵巢功能良好的表征。

肚脐偏左：应预防肠胃功能不佳、便秘或大肠黏膜病变。

肚脐偏右：注意肝炎、十二指肠溃疡等疾病。

肚脐凸出：当腹部有大量积水或卵巢囊肿时，肚脐就会向外凸出。

肚脐凹陷：肥胖或腹部发炎时，如粘连性结核性腹膜炎，肚脐会向内凹陷。

肚脐浅小：表示身体较为虚弱，体内激素分泌不正常，浑身无力，精神状况不佳。

当发现自己的肚脐确实变形了，可采用温玉艾灸法，经过一段时间的养生隔玉温灸后，肚脐的形态亦会恢复，身体状况亦会随之改善。采用温玉艾灸自助养生法，操作简单，不用求人，每天一壮，当灸至有灼热感后，以肚脐为中心，向上移至中脘穴，出现热感后再向下移至关元穴，也可以肚脐为中心上下左右转圈移动。采用较大面积的温灸玉板，是巧妙地利用温润的透皮方法，直接温熨肚脐表面，因为肚脐表面皮肤和筋膜与腹膜直接相连，没有可以缓冲的脂肪组织，肚脐经艾灸温润后会张开还原，通过玉灸板上的 5 个小孔，艾火的性味可以在毫无屏障的状态下直接归经。

2. 温灸关元穴

关元穴，又名丹田。在脐下 3 寸，是任脉和三阴经交会穴。关元为一身元气所在，男子藏精、女子藏血之处，为生化之源，人的元气所在之处，是保命强身要穴，具有滋阴填精、温肾壮阳的作用。

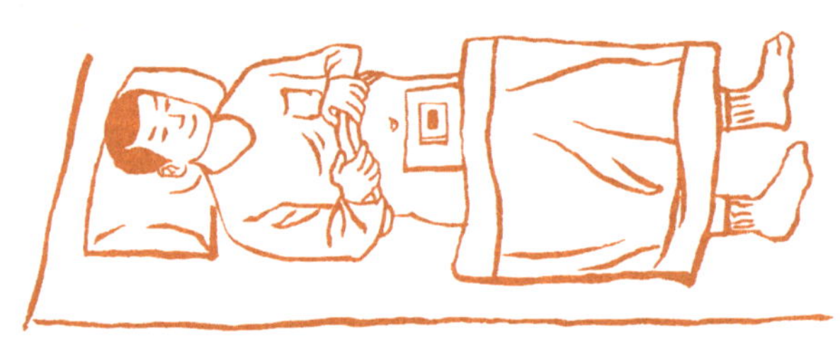

温灸关元穴

《扁鹊心书》曰："凡看病要审元气虚实，实者不药自愈，虚者即当服药，灸关元穴以固性命。"凡是生病，一定是伤了根本、伤了元气。元气是生命之根，伤了元气即伤了根本，所谓保命养生就是保养元气，也就是固本培元。可消除身心疲劳，防止早衰，促进身心健康。

（1）温灸积冷虚乏

《黄帝明堂灸经》曰："关元一穴，在脐下三寸陷者中。灸五壮。主贲豚，寒气入小腹，时欲呕，溺血，小便黄，腹泻不止，卒疝，小腹痛，转胞，不得小便。"

温灸关元穴，可以壮阳，提高成年男子精子质量和数量，改善生殖系统功能，补肾固精，回阳固脱。适合男性中青年亚健康人群。

（2）温灸元气将脱

感觉气将虚脱者，伤到了元气，尚有丝毫元气未尽，唯六脉尚有些许胃气，命若悬丝，生死立待，此际非寻常药饵所能救，须灸气海、丹田、关元各三百壮，固其脾肾。夫脾为五脏之母，肾为一身之根。

（3）固精与关元

成年男子固精至关重要，精气不固之病因多与肾虚、心神妄动、房事不节、体质衰弱、湿热下注等有关。其病机为肾不藏精，阴精失守，精液外泄。《景岳全书》说："梦遗滑精，总皆失精之病，虽其证有不同，而所致之本则一。"遗精有梦遗和滑精两种，睡眠时发梦有性行为而遗精的，为"梦遗"；如无梦也遗精，甚至清醒时精液流出者，为"滑精"。梦遗或滑精在证候上有轻重差别，其发病原因大致相同。

灸遗精：梦遗，温灸心俞、肾俞各一壮，温灸关元一壮。

灸滑精：滑精，温灸命门、肾俞一壮，温灸神阙、关元、气海各一壮。

精固后要节房事。关于梦遗和滑精在古代医经中亦有记载，《类经图翼》曰："梦遗精滑：鬼交春秋不可灸、心俞灸不宜多、膏肓、肾俞随年壮，其效立见、命门遗精不禁者，五壮立效、白环俞五十壮、中极随年壮。"

又法，《外台秘要》曰："集验：灸丈夫梦泄法，灸足内踝上三寸，名三阴交，二七壮。"

《扁鹊心书》曰："人至三十，可三年一灸脐下三百壮；五十，可二年一灸脐下三百壮；六十，可一年一灸脐下三百壮，令人长生不老。"

3．温灸中脘穴

中脘穴，又名太仓穴，位于脐上 4 寸处。《针灸甲乙经》："任脉之会（手太阴、手少阳、足阳明经）。"胃为五脏六腑之海，后天之根本。中脘喜暖畏寒，宜温灸。

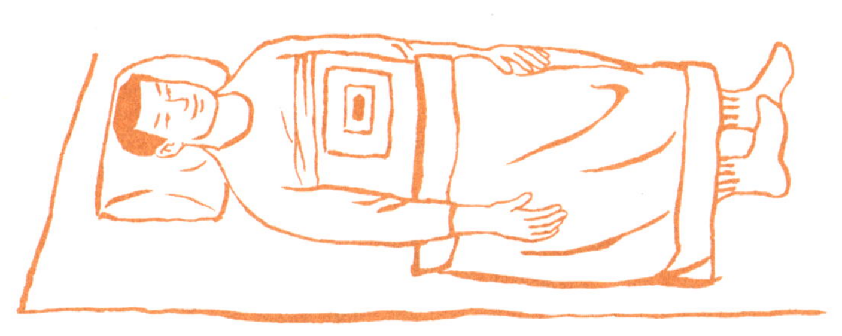

温灸中脘穴

（1）温灸消积食

《扁鹊心书》曰："饭后即卧，一人慵懒，饮食即卧，致宿食结于中焦，不能饮食，四肢倦怠，令灸中脘五十壮，服分气丸、丁香丸即愈。《修养书》云：饭后徐徐行百步，自然食毒自消磨。食后即卧，食填中宫，升降有乖，焉得不病。"

（2）温灸内伤

由饮食失节，损其脾气，轻则头晕发热，四肢无力，不思饮食，头痛发热，吐逆。温灸中脘三壮，关元一壮，可保全生。所谓内伤之证，饮食只一个方面，如果劳倦郁怒、忧悲思虑、喜乐惊恐、恶怒奇愁等，也会造成内伤，更有房室、跌扑而成内伤。

（3）温灸脾胃损伤

《扁鹊心书》曰："伤脾发潮热，此因饮食失节，损及脾胃，致元气虚脱，令头昏脚弱，四肢倦怠，心下痞闷，午后发热，乃元气下人阴分也。

灸中脘五十壮，关元一百壮，可保，迟则脾气衰脱而死。"

4. 温灸命门穴

命门穴，又名气穴。《针灸甲乙经》："命门，督脉气所发（在第十四椎下，俯而取之）。"位于脐后肾前，前七分，后三分，两肾中间之中空悬一穴，上通泥丸，下贯涌泉。命门，顾名思义，生命之门，为养生之大穴，凡运气皆始于此。《外经微言》曰："命门属火，宜与火相亲。"又曰："命门为十二经之主。"故命门旺，则十二经皆旺。

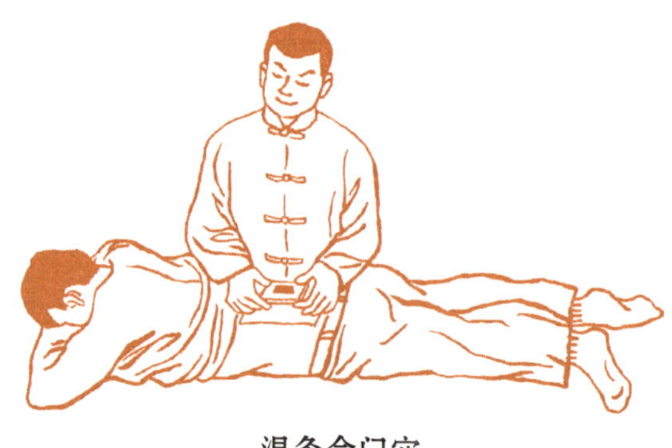

温灸命门穴

（1）灸命门陷下

命门最宜陷下，即命门火衰之相。因此，温玉艾灸最为适宜。主头痛如破，身热如火，汗不出，瘫痪，里急，腰腹相引痛。以上神阙、关元、中脘、命门四穴皆喜暖畏寒。

从历代的《灸经》和灸法来看，保命要穴是任脉上的神阙穴、关元穴、中脘穴和督脉上的命门穴。

（2）温灸后养护

《类经图翼》曰："灸以温暖之，治毕须好将护，忌生冷、醋滑等物，若不知慎，必反生他疾……使血脉通达，火气流行，积数充足，自然除疾。"

三、适宜人群

温玉艾灸养生法适用于亚健康人群，亚健康就是界于有病和无病之间的第三种状态，医学检查没有明显的疾病，但容易疲劳，生理功能减退，具体表现为腰酸、腰胀，精神欠佳，伴有抑郁或焦虑症状，是由于生活节奏太快，生活起居没有规律，身体长期透支所造成。

《神灸经论》曰："夫灸取于人，以火性热而至速，体柔而用刚，能消阴翳，走而不守，善入脏腑。"现将古灸法融入现代生活中，取其温熨、通经、补益、祛邪、调阴阳（气血）之功，浓缩成陈年蕲艾绒隔玉温灸养生法，腹部取神阙、中脘、关元，腰部取与肚脐正对的命门等处。该法取穴简便，功效显著。

温灸养生适用人群比较广，儿童常灸肚脐可帮助生长发育；青年常灸肚脐、关元、肺俞、足三里和命门可消除疲劳，有助于集中精力；中年人常灸肚脐、命门、关元、足三里可消除五劳七伤；老年人常灸肚脐、中脘、关元可帮助气化，有培元固本之功效。

另外，新装修的房屋和浊气、阴气较重的环境，每天点燃一壮艾绒，有改善环境的作用。

四、注意事项

施灸时，要注意室内空气流通，打开排气风扇，防止晕灸。

施灸时，要将艾绒挤压成金字塔状，注意防止艾火脱落，以免烧伤和发生火灾。

施灸时，出现剧烈生理反应，如咳嗽、恶心、头晕、大汗等，是晕灸现象，应停止施灸，到空气清新处放松，做深呼吸 7 次即可。

施灸时，尤其是自灸（肚脐、中脘、关元）时，要全身放松，注意施灸部位，若昏昏欲睡，则须请人在身边看护，以免出现意外。

五、关于艾灰

艾灸后所产生的艾灰要收纳在铁盒内，一是为了防火安全，另外艾灰也是一味良药，艾灰最显著的功效是止血收敛伤口。《本草纲目》艾叶条目中有几个艾灰治病方，如“小儿脐风，撮口。艾叶烧灰填脐中，以帛缚定效。”

收纳艾灰还有安全方面的考虑，因为艾火被包裹在艾炷中极不容易熄灭，如果随意丢掉容易造成火灾。可以事先准备一个盛茶叶的空铁盒，将灸好的艾灰倒在铁盒中收纳备用。艾灰有极好的吸收异味的功效，如果局部有异味，可以将收纳艾灰的铁盒打开放在有异味处，几天以后异味会消失。如果想快一点除掉异味，可以在铁盒中放一节艾绒，然后点燃艾绒熏，异味很快就消失了，新装修的房间，入住前一周，每晚用这个方法熏，一周后入住就安全了，艾灸可以祛除邪恶之气，还有安神的功效。

附：艾灸常用术语

艾灸疗法专用词汇出自《黄帝内经》《黄帝明堂灸经》《灸膏肓腧穴法》和《西方子明堂灸经》等，称为艾灸术语，艾灸所使用的药即熟艾绒、艾条和一些辅料，辅料如生姜、蒜、盐等，艾绒是艾灸疗法的主药。

1. 灸一壮：灸，从久、火，意即经常用火灼。医言艾用一灼，谓之一壮，以壮人为法也。一壮是艾灸的计量单位，壮，即强壮。

2. 艾炷：是用艾绒捏成的，艾炷可大可小，因人因病而异，艾炷大小通常比喻为“苍耳子”“小麦大”等，属于小炷。“半截枣核大”“雀屎大”等，属于中炷。“半截橄榄核大”“莲子大”等，属于大炷。

捏艾炷时，用右手拇指、食指和中指，抓适量熟艾绒放在左手手心，一边捏一边转，艾炷要捏紧，才能裹住艾火。

3. 下火：艾灸术语，下火，即点火，用明火点燃艾炷。

4. 艾火：艾灸术语，艾火，简称火。艾火是下火后艾炷所产生的能量，有开窍、温经脉和祛风、寒、湿的功效。

5. 生熟：艾灸术语，生熟，即施灸多少，生指少灸，熟指多灸。《外台秘要》曰：“凡灸有生熟，候人盛衰及老少也。衰老者少灸，盛壮强实者多灸。”

6. 二报、三报：艾灸术语，百壮为一报，即二次或三次重复施灸。《备急千金要方》曰：“吐逆，饮食却出，灸脾募百壮，三报。”

7. 陷下：艾灸术语，陷下，又名“陷者中”“宛宛中”“骨节间”“筋骨间”等，《黄帝内经》《黄帝明堂灸经》取穴法。

8. 人神所在：艾灸术语，人神，指人体三宝精气神之神，体内无所不在，藏于骨节之间，运行有规律。

9. 着肉灸：艾灸术语，着肉灸，又名明灸、直接灸。此法是将捏好的艾炷直接放在皮肤的穴位上，小炷的称为“麦粒灸”，灸完后皮肤产生疤痕亦名“疤痕灸”。根据患者的病况，需要化脓，又称“化脓灸”。《针灸资生经》曰：“凡着艾得灸疮，所患即瘥，若不发，其病不愈。”

10. 隔物灸：艾灸术语，隔物灸最为常用的一种灸法，即将艾炷放在生姜、独头蒜、药饼、食盐和玉灸板上施灸，其特点是不会灼痛和伤及皮肤。

11. 悬灸：艾灸术语，悬灸最为常见的一种灸法，即点燃艾条一头，用手拿着艾条在特定部位施灸，灸法有如雀啄，名“雀啄灸”，在患部回旋，名“回旋灸”，在患部前后、上下移动，名“温和灸”等。

12. 发泡灸：艾灸术语，即施灸后（悬灸或隔物灸）皮肤表面产生水泡，不是被艾火烫出来的，是体质引起的，通常比较胖且湿气重的人容易发生，这是一种很常见的施灸现象，是正常的灸疗反应。水泡小的，不需要采取特殊措施，提醒患者不要弄破水泡，几天后水泡即会自行消失。水泡大的，用消毒针刺破，放出水液，外用医用消毒敷料保护，几天后即可恢复。

13. 同身寸：艾灸术语，《黄帝明堂灸经》与《铜人针灸经》都讲取穴，其差别在于前者按尺寸，后者明孔穴。按尺寸即同身寸，先固定体位，下按同身寸取“陷下”处。陷下，亦作“陷者中”“宛宛中”，也用“两筋间”“骨节间”和“筋骨间”等。

14. 随年壮：出自《素问》，视被灸者年龄定多少，如 7 岁，灸 7 壮，38 岁灸 38 壮。

15. 栲栳：艾灸专用术语，栲栳是用竹篾或藤条、柳条等，做成盛物容器，在灸膏肓穴时两臂抱住栲栳，使肩胛骨拉开后露出膏肓穴。上述是艾灸疗法的常用术语。

后 记

余在数十年充实忙碌的生活节奏下能保持旺盛的精力，除自小勤练导引打下基础外，长期坚持艾灸温养的习惯也助益良多。温养是养生法的关键，在古代，饥寒是患病主因，而现代，饥寒之病更甚，食不按顿为“饥”，贪凉伤阳为“寒”。余所用温玉艾灸法具有熏、熨、炙、针 4 项作用，熏有逐邪开窍的功效，熨有舒筋活络的功效，灸有祛寒通经的功效，针有聚能深入的功效。此法虽是艾灸之小道，却安全有效，适合现代人。将此法附于书末是希望提醒世人，艾灸之法有诸多瑰宝藏于经典之中，待后人挖掘、整理、学习、应用，切勿轻慢。

近些年，余受上海中医药大学委托，承担善小公益基金会，为云南、贵州等地乡村医生培训的项目。课余我问及艾草，他们都知道家乡有艾，却几乎没有人用来治病灸疾。与此同时，艾灸养生在城市却越来越火。火热的市场之下，也存在着不少问题，究其原因还是少了传承和守正。其实，中国大地上从来不缺草药，缺的是专业的采药人和能够坚持如法炮制的药师。如今春回大地，艾草生发，疫情再次得到稳定，希望通过本书的整理，抛砖引玉，让艾草和艾灸再次回到我们的生活中。

本书整理出版过程中，得到上海市针灸经络研究所吴焕淦所长的指导和中国中医药出版社高欣编辑的帮助；上海三联出版社资深美编范峤青女士为本书手绘白描《黄帝明堂灸经》插图；吾友陆晞明老师为本书题写书名；中国科学院植物生理生态研究所王勇研究员对不同地域、年份的艾叶做了化学成分研究；安徽中医药大学针灸推拿学院（康复医学院）唐巍院长、上海闻敬女士为书稿提出了很好的建议；孙儿正易也参与了校对工作。吾心甚慰，在此一并表示感谢。

尹蔚水

辛丑春分书于上海